MUMIJO

WIRKUNG UND ANWENDUNG

KLAUS GLEBE

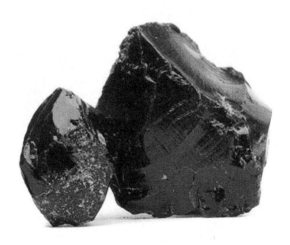

INHALTSVERZEICHNIS

DIE ENTDECKUNG VON MUMIJO

Vor tausenden von Jahren beobachteten Dorfbewohner im Himalaya wie weiße Affen hoch in die Berge stiegen, um eine schwarze Substanz zu sammeln, die aus den Felsen quillt. Die Menschen beobachteten, dass diese Affen außergewöhnlich gesund, friedfertig und langlebig waren. Ganz anders als die Affen, der gleichen Art, die weiter unten lebten und diese schwarze Substanz nicht zu sich nahmen. Diese Beobachtung weckte das Interesse der Menschen. Diese von den Affen entdeckte Substanz ist nicht anderes als Mumijo auch Shilajit genannt.

Die indische Ayurveda-Literatur erwähnte Mumijo als potente Medizin. Das gereinigte Mumjo kann laut ayurvedischen Schriften sogar die schweren Krankheiten heilen. Die alten Texte bekräftigten seine außergewöhnlichen Wirkungen und therapeutische Eigenschaften. Der berühmte ayurvedische Arzt Charaka, der vor etwa 2500 Jahren lebte, sagte: „Es gibt kaum Krankheiten, die nicht mithilfe von Mumijo geheilt werden können"

Trotz der Entdeckung von Mumijo vor mindestens 3000 Jahren, waren seine gesunden Wirkungen lange Zeit nur wenigen Menschen bekannt. Selbst heute ist Mumijo noch ein absolutes Insiderprodukt. Doch dafür sind seine Wirkungen umso erstaunlicher. Für dieses Buch habe ich alle verfügbaren Quellen durchforstet. Von uralten Sanskrit Texten bis zu modernen Studien der letzten Jahre. Je mehr ich über Mumijo in Erfahrung brachte, desto größer wurde mein Erstaunen, auf welche effektive Weise es Mangelzustände und Krankheiten behandeln kann. Diese natürliche Substanz ist in der Tat ein Wunder der Natur. In alten Ayurveda Texten werden Mumijo geradezu fantastische Vorteile zugesprochen, die jedoch gar nicht so weit von der Realität entfernt sind.

Im Rigveda, dem ältesten Teil der vier Veden, das aus der Zeit von 1500 Jahren v Chr. stammt, wird ein mystisches Soma beschrieben, dass große Kräfte und Langlebigkeit verleiht. Dieses Soma wird als harzähnliche schwarze Substanz beschrieben, die aus den Felsspalten im Himalaya quillt. Alchemisten würden diese Substanz trockenen und reinigen bevor dieses Soma als Medizin benutzt wird. Diese Beschreibung passt genau auf Mumijo. Es gibt keine andere natürliche Substanz, auf die diese Darstellung passen würde.

Der heutige Fortschritt in der Technik macht Mumijo in einer viel höheren Qualität verfügbar als es früher der Fall war. Moderne Filter und Testmethoden können das Beste aus dem Roh-Mumijo herausholen und trotzdem die Verunreinigungen entfernen. Das war bis vor wenigen Jahrzehnten viel schwerer oder oft nicht möglich. Allerdings gibt es trotzdem heute viele Mumijo Produkte, die nach niedrigen Standards produziert werden.

Die gesundheitlichen Vorteile sollten jedoch mit absoluter Sicherheit vor Verunreinigungen einhergehen. Das echte reine Mumijo regt die Energieproduktion der Mitochondrien an. Die Mitochondrien sind die Kraftwerke der Zellen. Dieser grundlegende Vorgang hat enorme Auswirkungen auf unser Befinden. Produzieren die Mitochondrien ausreichend Energie so hat das enorme Auswirkungen auf die Stimmung und Körperliche und geistige Leistungsfähigkeit.

Die alten Aufzeichnungen zeigen, das Mumijo ein allumfassendes Tonikum und Stärkungsmittel ist, das bei vielen Erkrankungen allein oder in Verbund mit anderen Kräutern als Medizin eingesetzt werden kann.

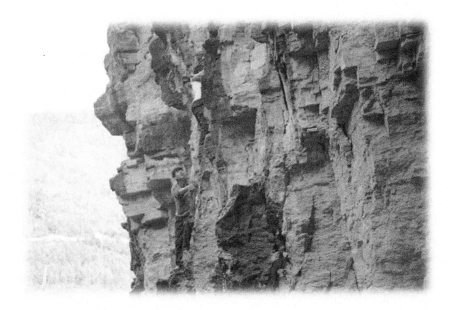

Die Sammlung von Mumijo im Hochgebirge.

WAS IST MUMIJO?

Mumijio ist ein dunkles, humushaltiges organisches Substrat, das aus den Hochgebirgsfelsen des Altai und des Himalaya in Höhen zwischen 1000 und 5000 Metern austritt. Shilajit ist ein Sanskritwort und bedeutet „Zerstörer der Schwäche". Mumijo wird auch als Asphaltum punjabinum bezeichnet.

Mumijo besteht aus Humus und organischen Pflanzenmaterialien, die durch Gesteinsschichten komprimiert werden. Mumijo schmeckt bitter und enthält Peptide, Huminsäuren, Lipide, Uronsäuren, Phenolglucoside, Aminosäuren, Fulvosäure und Mineralien, einschließlich Silber, Zink, Kupfer und Eisen. Es ist eine natürliche Medizin und wird in der Volksheilkunde seit Jahrtausenden zur Heilung von Diabetes, zur Stärkung des Harn-, Immun-, Verdauungs-, Herz- und Nervensystems verwendet.

Mumijo wird seit sehr langer Zeit in verschiedenen Zubereitungen als Teil der traditionellen Medizin in mehreren Ländern als Heilmittel verwendet. Es hat viele therapeutische Eigenschaften, von denen einige durch moderne wissenschaftliche Bewertungen bestätigt wurden. Mumijo ist für seine starken energetisierenden und heilenden Eigenschaften bekannt. Es wird seit Jahrhunderten in der ayurvedischen Medizin als Verjüngungsmittel Wirkstoff verwendet, um die körperliche Kraft zu steigern und die Gesundheit zu fördern. In der ayurvedischen Medizin wird Mumijo zur Behandlung verschiedener Beschwerden eingesetzt, die von Magengeschwüren bis hin zur Knochenheilung reichen.

Mumijo verbessert den Stoffwechsel, indem es das Gleichgewicht zwischen Katabolismus und Anabolismus aufrechterhält, die Energieproduktion fördert und die Entgiftung des Körpers verbessert. Es stimuliert auch das Immunsystem und die Blutbildung. Zu den generellen gesundheitlichen Vorteilen von Mumijo gehören auch die Förderung der Langlebigkeit, Verjüngung, Steigerung der körperlichen Stärke und Anti-Aging.

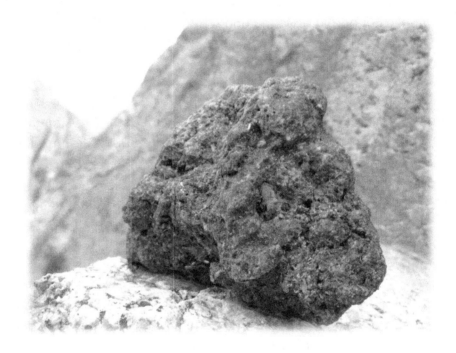

Rohes Mumijo

URSPRUNG, VORKOMMEN UND ZUSAMMENSETZUNG

Mumijo entsteht durch einen langen Prozess des Abbaus von Pflanzenmaterial von Arten wie der Kaktus Pflanze Euphorbia royleana und Weißklee . Viele andere Pflanzen können Mumijo erzeugen, wie verschiedene Pilz und Moosgattungen.

Mumijo ist eine natürliche schwarze klebrige Substanz, die sich aufgrund von Fermentation und Umwelteinflüssen im Altai und Himalaya in Höhen zwischen 1000 und 5000 Metern aus Kräutern bildet. Es wird über viele Jahrhunderte durch die allmähliche Zersetzung bestimmter Pflanzen, Pilze und Moose durch die Einwirkung von Mikroorganismen gebildet. Einige Pflanzen die zur Entstehung von Mumijo beitragen wurde identifiziert wie die Kaktus-Pflanze Euphorbia royleana und Weißklee

Da die Pflanzen jahrzehntelang klimatischen Veränderungen unterliegen, bevor sie sich in Mumijo verwandeln, klebt die Rohform von Mumijo am Gestein, das später durch verschiedene Verfahren gereinigt wird. Das Mumijo aus der Altai und Himalaya-Region gilt jedoch aufgrund seiner Höhenlage und einer hervorragenden Umgebung als der Stärkste. Es ist ein sehr sicheres Mittel, dass das energetische Gleichgewicht wiederherstellt und verschiedene Krankheiten verhindert.

Wichtige Bestandteile von Mumijo sind Huminsäure und Fulvinsäure, je nach ihrer Löslichkeit in Wasser. Humine sind in Wasser nicht löslich, während Huminsäure löslich ist. Fulvinsäure ist unter verschiedenen pH-Bedingungen in

Wasser löslich.

Als Huminkomponenten finden sich in allen Mumijo-Präparaten Huminstoffe, Huminsäuren und Fulvosäuren. Fulvinsäuren sind biologisch aktive Verbindungen und Dibenzopyrone sind Träger anderer Substanzen. Neben den Hauptbestandteilen sind in Mumijo auch die Vitamine B und C, Phospholipide, Polyphenole, Mikroelemente, Alkaloide, Lipide, Steroide, ätherische Öle, Aminosäuren, Triterpene, Benzoesäure und viele Enzyme enthalten. Es enthält etwa 85 Mineralien und Nährstoffe in ionischer Form wie Germanium, Vanadium, Strontium, Bor, Kupfer, Zink, Mangan, Chrom, Eisen und Magnesium.

ANWENDUNGSGESCHICHTE

Mumijo ist seit Jahrtausenden in traditionellen Ayurveda-Medizin ein wichtiges Praeparat. Es wird von indischen Ärzten bei verschiedenen Krankheiten eingesetzt. Es wirkt bei chronischer Bronchitis und Asthma, Verdauungsbeschwerden, Blasensteinen, Wassersucht, nervöse Störungen, Lepra, Diabetes und Knochenbrüchen. Mumijo wird bei der Behandlung von Hautproblemen verwendet. Laut Ayurveda stoppt es das Altern und erzeugt Verjüngung, zwei kritische Aspekte eines ayurvedischen Verjüngungsmittels (Rasayana).

Mumijo ist als Jungbrunnen bekannt. Es verbessert bei Männern die Fruchtbarkeit, indem es den Testosteronspiegel auf natürliche Weise erhöht und die Leistung steigert. Es schützt das Herz, unterstützt das Gedächtnis, fördert die Langlebigkeit, verringert Diabetes, Stress, Arthritis und Fettleibigkeit.

Mumijo wird verwendet, um urogenitale Störungen, Gelbsucht, Verdauungsstörungen, Epilepsie, Nervenstörungen, Anämie, Bronchitis, Hämorrhoiden und Alzheimer zu behandeln. Auch Nierensteine, Ödeme, Asthma, Schilddrüsenfunktionsstörungen und Hautprobleme werden im Ayurveda mit Mumijo effektiv kuriert.

Schon in der Antike kamen einige Ärzte zu dem Schluss, dass Mumijo ein wertvolles Heilmittel ist, das bei einer Vielzahl von Beschwerden hilft. Avicenna, der berühmte persischer Arzt und Philosoph, sagte schon vor 1000 Jahren, dass Mumijo eines der komplexesten natürlichen Medikamente ist. Es wurde damals für die Behandlung von Nervenerkrankungen, Epilepsie und Verrenkungen verwendet. In Kombination mit Honig soll Mumijo laut alten Überlieferungen Wunder wirken bei der Heilung vieler

Krankheiten.

Nach Ansicht aller alten Autoren gibt Mumijo dem Körper viel Kraft, verbessert die Arbeit der äußeren und inneren Organe, hilft bei der Behandlung von Krämpfen und Lähmungen. Kaufleute und Reisende nahmen die Mumijo immer mit auf die beschwerlichen Reisen.

Laut zahlreichen Experimenten hat die Mumijo ausgeprägte Bio-stimulierende Eigenschaften. Unter dem Einfluss dieser Substanz werden Stoffwechselprozesse aktiviert, die Zahl der roten Blutkörperchen und des Hämoglobins steigt. Mit seinen antimikrobiellen Aktivitäten ist Mumijo in der Lage, die Abwehrkraft des Immunsystems drastisch zu erhöhen.

Seit dem Altertum wird Mumijo zur Behandlung von Krankheiten wie Tuberkulose, Asthma bronchiale und Nierenerkrankungen eingesetzt. Auf Mumijo basierende Präparate helfen bei Vergiftungen, Magengeschwüren, Migräne, Frakturen, Verrenkungen, Lähmungen, Epilepsie.

Darüber hinaus wurde Mumijo bei der Behandlung von Infektionskrankheiten sowie von Krankheiten verwendet, die mit Entzündungen verbunden sind: einige Arten von Ekzemen, Pilzkrankheiten, Knochentuberkulose und Angina pectoris.

Mumijo gehört zur Klasse der Adaptogene - einer Gruppe von Substanzen, die zur Anpassung des menschlichen Körpers an schädliche Bedingungen und extreme Einflüsse beitragen. Viele Forscher sind sich einig, dass diese Substanz eine hohe Wirkung und bei richtiger Dosierung ausgeprägte therapeutische und stärkende Eigenschaften hat.

Mumijo ist für Sportler vielversprechend, da es als biologisches Stärkungsmittel sowie zur Behandlung von Sportverletzungen, die während des Trainings auftreten,

verwendet   werden   kann.
Mumijo schützt den Körper vor Verschleißerscheinungen und Verletzungen bei besonders hohen körperlichen Belastungen während des Trainingsprozesses.

Mumijo hat, wie durch zahlreiche Studien wiederholt bewiesen wurde, eine Reihe einzigartiger Eigenschaften. Es kann die allgemeine Gesundheit erheblich verbessern und jedes Organ positiv beeinflussen. Mumijo hilft beispielsweise, die Immunität zu erhöhen, wodurch die Anfälligkeit des Körpers für die Auswirkungen von Bakterien und Viren erheblich verringert wird. Außerdem wird Mumijo zur Genesung nach Krankheiten verschrieben. Ein gewöhnliches Arzneimittel enthält oft nur wenige Elemente des Periodensystems. Mumijo enthält jedoch die umfangreichste Zusammensetzung dieser Elemente.

Dabei sollte berücksichtigt werden, dass Mumijo kein Stimulans oder eine Substanz ist, die bestimmte Körperfunktionen hemmt. Mumijo ist ein natürlicher Regulator, der aufgrund seiner biologischen Aktivität in der Lage ist, den Elektrolythaushalt zu regulieren, was wiederum die Beseitigung der Symptome und der Krankheit selbst ermöglicht. Schließlich kann eine vollständige Heilung jeder Krankheit nur erreicht werden, wenn ihre Ursache und nicht ihre Auswirkungen beeinflusst werden. Daher macht die Eigenschaft von Mumijo, die Grundlage jeder Krankheit zu beeinflussen, es in seiner Wirksamkeit und seinen konstant hohen Erfolgen in der Anwendung einzigartig.

Laut Daten einiger erhaltener alter Medizinbücher wird Mumijo seit langem zur Behandlung von Nierenerkrankungen, Frakturen, Lähmungen des Gesichtsnervs, allgemeine Lähmung, Epilepsie, Migräne,   Kinderlähmung,   Zwölffingerdarmgeschwür und Magengeschwüren verwendet.

Mumijo stärkt das Herz und hilft den Körper bei jeder Krankheit zu unterstützen. Mithilfe von Mumijo können Sie rheumatischen Prozesses stoppen, die Funktionen äußerer und innerer Organe normalisieren, Gefäßblockaden beseitigen, Krämpfe und Lähmungen heilen, dem Körper bei Vergiftungen, Magenerkrankungen, Insektenstichen, Hämoptyse helfen. Selbst Stottern, Harninkontinenz, Blasengeschwüre sollen durch Mumijo heilbar sein. Mumijo wird auch verwendet den Körper nach Verrenkungen und Knochenbrüchen wiederherzustellen. Dieser Naturstoff fördert die Wundheilung und wirkt allgemein stärkend.

Das Vorhandensein von Substanzen in der Zusammensetzung von Mumijo, die im Vergleich zu Penicillin eine deutlich stärkere bakterizide Wirkung haben, ermöglicht die Verwendung von Mumijo bei der Behandlung einer Reihe von Infektionskrankheiten. Beispielsweise wurde Mumijo häufig bei der Behandlung von Ruhr und Krankheiten eingesetzt, die mit fortschreitenden Entzündungsprozessen verbunden sind wie:

Ekzeme der Haut, Pilzerkrankungen, Knochentuberkulose, Angina. Die Beschleunigung der Geweberegenerationsprozesse erfolgt aufgrund des Vorhandenseins einer erheblichen Menge an Spurenelementen. Aus diesem Grund wird Mumijo häufig bei der Behandlung von Geschwüren und Erfrierungen, allen Arten von Verbrennungen, Prellungen und Frakturen verwendet.

Zur Liste der Krankheiten, bei deren Behandlung Mumijo verwendet werden, zählen auch Erkrankungen der Leber, Blase und die Strahlenkrankheit.

Zur Behandlung von Diabetes werden Mumijo von Spezialisten der indischen Medizin verwendet.

Nikolai Vorobyov hat einen bedeutenden Beitrag zur Erforschung der Eigenschaften von Mumijo geleistet. Er hat die antimikrobiellen Eigenschaften von Mumijp bestätigt. Außerdem besitzt Mumijo laut seiner Forschung die Fähigkeit, die Blutgerinnung zu reduzieren, was für die Behandlung verschiedener Herz-Kreislauf-Erkrankungen wichtig ist. Diese Eigenschaft von Mumijo erhöht die Wirkung des körpereigenen Immunsystems und hilft bei der Behandlung von Parodontitis, verbessert das Sehvermögen und den Mineralstoffwechsel im Körper.

Bei strenger Dosierung liefert Mumijo hervorragende Ergebnisse bei der Verbesserung des Gedächtnisses und der Aktivierung kreativer Fähigkeiten. Mumijosalben sind sie ein wirksames Mittel bei der Behandlung von Pickeln eitrigen Wunden und allergischen Reaktionen der Haut.

Diese Substanz wird bei der Behandlung von Gesichtsnervenlähmung verwendet. Die Wirksamkeit ist hoch und frei von Nebenwirkungen. Mumijo wird zur Heilung von Knochenbrüchen eingesetzt. Die regenerative Wirkung von Mumijo wirkt sich positiv auf Schlaganfälle, Myokardinfarkte aus. Gleichzeitig sollte seine Fähigkeit beachtet werden, die Rückbildung von Ödemen, Blutungen, Blutgerinnseln, Operationsnarben und überschüssiger Schwielen bei Knochenbrüchen zu beschleunigen.

Unter dem Einfluss von Medikamenten auf der Basis von Mumijo wurde eine Beschleunigung der Rückbildung von Tumoren verschiedener Art beobachtet. Diese Eigenschaft wurde in den entsprechenden Versuchen immer wieder nachgewiesen.

Durch die Stimulierung der körpereigenen Abwehrkräfte erhöht Mumijo die Widerstandsfähigkeit gegen Infektionen und Unterkühlung. Mumijo erhöht die Widerstandsfähigkeit des Gewebes gegenüber Anzeichen von Sauerstoffmangel, vorzeitiger Alterung, Strahlenbelastung und freien Radikalen in der Umwelt.

Die aufbauenden Effekte dieser Substanz verbessern die zelluläre Zusammensetzung des Blutes, insbesondere bei Anämie. Mumijo fördert den Gallenfluss. Bei der Säurebildung im Magen ist die Wirkung von Mumijo zweiphasig: Die stimulierende Wirkung beeinflusst die Hyposäureprozesse und die hemmende Wirkung - bei Übersäuerung. Dieses Naturheilmittel hat auch eine antiallergische Wirkung, aus diesem Grund wird Mumijo zur Behandlung verschiedener allergischer Erkrankungen verwendet.

Die Verwendung von Mumijo ist bei der Behandlung von allergische Reaktionen gerechtfertigt,insbesondere zur Heilung von Heuschnupfen.

Wie bei jeder Krankheit wird die Verwendung von Mumijo in den frühesten Stadien der Krankheit empfohlen. Die Verwendung dieser natürlichen Substanz ermöglicht es Ihnen, gleich zu Beginn einer Krankheit das maximale Ergebnis zu erzielen. Derzeit ist das klinische und experimentelle Material recht umfangreich.

Die Daten ermöglichen es, Mumijo als einzigartiges Naturheilmittel mit ausgeprägten regenerativen Eigenschaften zu betrachten. Als leistungsstarker natürlicher Biostimulator hat Mumijo eine außergewöhnlich positive Wirkung auf den gesamten menschlichen Körper, seine Stoffwechselprozesse und die Phagozytose.

Die Anwendung von Mumijo in einer streng definierten Dosis normalisiert die Gesamtblutzusammensetzung, hilft nach Frakturen, die Knochen so schnell wie möglich zu heilen, ist sehr nützlich bei allgemeiner Lähmung des Körpers sowie bei Lähmungen des Gesichtsnervs.

Medikamente, die diesen Naturstoff enthalten, sind hilfreich bei Verstopfung und Harninkontinenz, Erosionen und Entzündungen im weiblichen Genitalbereich, bei Tumoren der Schleimhäute, Asthma bronchiale, bei der Entwicklung von Thrombosen und Thrombophlebitis.

Mumijo kann eine heilende Wirkung auf den gesamten Körper haben. Es lindert das Auftreten und die Entwicklung sowie die Verschlimmerung von Hämorrhoiden, entzündlich bedingten Erkrankungen der Nervenwurzeln, Herz-Kreislauf-Erkrankungen und der Strahlenkrankheit.Kräuterformeln die Mumijo enthalten, hemmen auch das Wachstum von Tumoren. Beispielsweise ist eine Mischung aus Mumijo und dem Chaga Pilz als Krebsheilmittel bekannt.

Mumijo ist, wie bereits oben erwähnt, eine einzigartige Zusammensetzung eines komplexen natürlichen Mineralstoffkomplexes, der viele der wichtigsten biologischen Substanzen zur Erhaltung der menschlichen Gesundheit enthält.

Der Austausch von Mikroelementen, der im Körper jedes Menschen stattfindet, spielt eine wichtige Rolle bei der Erhaltung seiner Gesundheit. Bei Verstößen gegen diesen Austausch kommt es in vielen lebenswichtigen Systemen und Organen zu einer Störung verschiedener Funktionen.

In diesem Fall kann es zu einer negativen Reaktion des Körpers in Form eines Mangels an Spurenelementen kommen. Gleichzeitig sollte berücksichtigt werden, dass Mumijo in seiner Zusammensetzung das ausgeglichenste und vollständigste Verhältnis aller für den Körper notwendigen Substanzen aufweist.

Das macht es nicht nur zu einem wertvollen Mittel zur Behandlung von Krankheiten, sondern auch zur Vorbeugung vor Verschleißerscheinungen. So besteht beispielsweise ein enger Zusammenhang zwischen dem Gehalt an bestimmten Spurenelementen im Körper und der Entstehung von Herz-Kreislauf-Erkrankungen. Zu diesen Elementen gehören hauptsächlich Eisen, Kupfer, Mangan und Chrom. Durch einen Kupfermangel kann es zu Verminderung der Blutbildung kommen und die Widerstandsfähigkeit des Körpers gegen die negativen Auswirkungen von Viren und Infektionen nimmt deutlich ab. Kupfer ist auch ein wichtiges Element für einen guten Zustand des menschlichen Knochensystems: Haarwuchs, gesunde Nägel und Zähne.

Bei einem Ungleichgewicht von Zink besteht die Möglichkeit von Hautkrankheiten sowie dem Auftreten von Ekzemen und Akne auf der Haut. Mumijo enthält Zink in der biologisch am besten verdaulichen Form.

Dieses Element ist besonders wichtig für die Funktion der endokrinen Drüsen sowie für die Entwicklung des Knochensystems. Alle Spurenelemente werden durch die in Mumijo reichlich vorkommenden Huminsäuren um ein mehrfaches potenziert. Huminsäuren wie die Fulvinsäuere sind Wirkungsverstärker. Es ist nicht die Menge an Zink oder eines anders Spurenelementes in Mumijo, dass die Wirkung ausmacht, sondern sein extrem breites Spektrum an Substanzen. Die synergistischen Wirkungen der einzelnen Substanzen in Mumijo sind enorm.

Alle in diesem Naturstoff enthaltenen Elemente liegen für den Körper in der am leichtesten verdaulichen Form vor. Dies gewährleistet eine hohe Effizienz von Mumijo bei der Behandlung von Krankheiten. Gleichzeitig entspricht das vollkommene Spektrum an Spurenelementen in Mumijo vollständig den Naturgesetzen.

Die Kombination dieser Eigenschaften ermöglicht es, Mumijo als das wirksamste Mittel zur Korrektur des Austauschprozesses von Spurenelementen zu klassifizieren, der bei verschiedenen Krankheiten häufig verletzt wird.

Mumijo kann als vollwertige Quelle von Lipiden angesehen werden, die für den menschlichen Körper notwendig sind. In Mumijo enthaltene Lipide spielen eine wichtige Rolle im Stoffwechselprozess und sorgen so für das reibungslose Funktionieren aller Organe und Systeme des Körpers.

In Mumijo wurde als Ergebnis zahlreicher Studien eine ziemlich reiche Zusammensetzung von Aminosäuren gefunden. Die nachgewiesenen Aminosäuren sind am Kohlenhydrat- und Eiweißstoffwechsel beteiligt, wirken stimulierend auf das Herz-Kreislauf-System und tragen zur Verbesserung der Gehirndurchblutung bei.
Nach Angaben vieler Patienten, die mit Mumijo behandelt wurden, zeigte sich eine deutliche Verbesserung ihres Gesundheitszustandes. Gleichzeitig wurden Patienten auch in Kombination mit anderen Medikamenten behandelt. Bei der Behandlung mit solchen Medikamenten gab es eine schnellere Erholungsphase nach der Krankheit oder Operation und eine signifikante Verbesserung des Gesundheitszustands der Patienten.

In einer Reihe von Studien hat sich die Wirkung von Mumijo auf den menschlichen Körper in einer ausbalancierenden Wirkung auf das menschliche Nervensystem manifestiert. Die hohe biologische Wirksamkeit von Mumijo beruht auf seinem reichen Gehalt an seltenen Huminstoffen und Spurenelementen, die die Struktur des Blutes und damit jeder Zelle des menschlichen Körpers beeinflussen. Mit anderen Worten, Mumijo fördert wohltuende Veränderungen auf zellulärer Ebene, sodass es zur Behandlung fast aller Krankheiten verwendet werden kann.

WIRKMECHANISMUS

Mumijo enthält als wesentliche Bestandteile aktive Fulvinsäure und Mineralstoffe. Die Fulvinsäure spielt eine Rolle beim Transport von Mineralien in die Zellen, um ihre elektrische Wirksamkeit aufrechtzuerhalten. Mumijo unterstützt den Stoffwechsel und fördert die Energieproduktion im Körper. Es hält ein Gleichgewicht zwischen Zellbruch und Zellbildung, steigert die Aufnahme- und Entgiftungsfähigkeit des Körpers. Es ist auch an der Stimulation des Immunsystems und der Blutbildung im Körper beteiligt.

Mumijo fungiert als Antioxidans. Es stärkt das Immunsystem und das Gedächtnis. Es hat eine entzündungshemmende und energiesteigernde Wirkung. Es kann überschüssige Flüssigkeit aus dem Körper entfernen. Die von Mumijo gezeigten allgemeinen pharmakologischen Aktivitäten sind im Folgenden zusammengefasst:

TONIKUM

Die Wirkungen von Mumijo beziehen sich auf den gesamten Körper. Der offensichtlichste Effekt ist die stärkende Eigenschaft. In der ehemaligen Sowjetunion wurde Mumijo an Astronauten gegeben, um die Wirkungen der radioaktiven Strahlung zu vermindern. Außerdem wurde Mumijo von Sportlern genutzt. Die Sportmediziner konstatierten, dass durch Mumijo das Leistungsvermögen der Athleten zunahm. Verletzungen heilten schneller und Regenerationszeit nach dem Training verkürzte sich. Insbesondere Sportler, die Ihre Knochen, Knorpel und Bänder sehr stark belasten profitieren enorm von Mumijo. Da es nicht auf der Dopingliste steht, ist es für alle Sportler sehr zu empfehlen. In der russischen Medizin wurde Mumijo als Tonikum vor schweren Operationen eingesetzt, um den Heilungsverlauf zu beschleunigen.

GEHIRNFUNKTION UND ALZHEIMER-KRANKHEIT

Mumijo ist hilfreich für eine bessere Gehirnfunktion und kann die Alzheimer-Therapie unterstützen. Die Alzheimer-Krankheit ist eine Erkrankung des Gehirns, die Gedächtnis, Verhalten und Denken beeinträchtigt. Die meisten Patienten werden medikamentös behandelt.

Einige Forscher glauben, dass Mumijo das Fortschreiten von Alzheimer verlangsamen oder verhindern kann. Eine Studie die im "International Journal of Alzheimer's Disease" publiziert wurde, bewies die Rolle von Mumijo für die Langlebigkeit und den langsamen Alterungsprozess. Die molekulare Zusammensetzung von Mumijo kann bei der Kontrolle kognitiver Störungen wie Alzheimer helfen. Forscher erwarten, dass Mumijo Auswirkungen auf die Prävention von psychischen Erkrankungen hat.

Der Hauptbestandteil von Mumijo ist Fulvinsäure, die ein Antioxidans ist. Fulvinsäure trägt zur kognitiven Gesundheit bei, indem sie den Aufbau von Tau-Protein hemmt. Tau-Proteine spielen eine wesentliche Rolle im menschlichen Nervensystem, jedoch ihre Ansammlung im Gehirn scheint Alzheimer auszulösen. Wissenschaftliche Forschungen zeigen, dass die Fulvinsäure dazu beiträgt, die abnormale Ansammlung von Tau-Protein zu stoppen. Sie hilft, die Alzheimer-Symptome zu verbessern und Entzündungen zu reduzieren.

Mumijo hat gehirnstärkenden Aktivitäten. Es kann effektiv die Gehirnaktivitäten verbessern wie die kognitive Funktion, die Entscheidungsfindung, das Gedächtnisses, die Kreativität und

Motivation. Die positiven Effekte auf das Gehirn wurden an Ratten untersucht. Eine angstlösende Wirkung und das Beruhigen von Muskelverspannungen wurde ebenfalls untersucht.

Die biochemischen Studien zeigten, dass eine Behandlung mit Mumijo bedeutende Auswirkungen auf das Gehirn der Ratten hatte, in einer Dosis von 50 mg. Es zeigten sich starke stimulierende Effekte auf das Gehirn. Es wurde festgestellt, dass Mumijo und seine aktiven Bestandteile (Gesamt-Ethylacetat-Fraktion und Fulvinsäuren) das Lernen und die Gedächtnisleistung bei alten Albino-Ratten signifikant erhöhten.

HERZGESUNDHEIT

Mumijo ist ein Nahrungsergänzungsmittel, das die Herzgesundheit verbessert. Wenn das Herz durch richtige Ernährung und regelmäßige Bewegung angemessen versorgt wird, kann es seine Aufgabe erfolgreich erfüllen. Es kann mehrere Faktoren geben, die uns daran hindern, ein gesundes Herz zu haben.

Forscher testeten die Wirkung von Mumijo auf die Herzgesundheit an Ratten. Nach einer Vorbehandlung mit Mumijo wurde bei einigen Ratten eine Herzverletzung ausgelöst. In dieser Studie wurde festgestellt, dass die Ratten, denen Mumijo vor einer Herzverletzung verabreicht wurde, weniger Herzprobleme aufwiesen. Mumijo kann auch den Blutdruck senken. Bewiesen ist, dass Mumijo aufgrund seines breiten Spektrums an Vitalstoffen stärkt.

Indem Mumijo die antioxidativen "Muskeln" trainiert, schützt es die Herzzellen vor Schäden, die durch Bakterien, Viren oder auch Medikamente verursacht werden können. Eine in der kardiovaskulären Toxikologie durchgeführte Studie an Ratten, ergab, dass die Tiere, denen Mumijo verabreicht wurde, weniger bleibende Schäden am Herzen hatten, als die Tiere in der Vergleichsgruppe.

Da Mumijo hervorragend zur Behandlung von Erkältungskrankheiten, wie Grippe, Husten, Schnupfen und Bronchitis geeignet ist, schützt es das Herz vor den Folgeschäden einer schweren Verlaufsform dieser Krankheiten. Bekannt ist, dass eine schwere Grippe, das Herz angreifen kann. Durch seine antibakteriellen und antiviralen Wirkungen hemmt Mumijo Grippeerreger und schützt so die Herzellen.

KREBS

Krebs ist weltweit einer der häufigsten Todesursachen. Mumijo wirkt Wachstum und Streuen von Krebszellen entgegen. Zu den Hauptursachen für die Entwicklung von Krebs gehören Toxine, freie Radikale, Schwermetalle, hoher Blutzucker, Viren, genetische veränderte Pflanzen und radioaktive Strahlung. Eine andere oft unterschätzte Ursache sind chronische Entzündungen, die das Risiko der Krebsentstehung erhöhen.

Eine Studie über Leberkrebs ergab, dass Mumijo dazu beitrug, die Zerstörung von Krebszellen zu erzwingen. Es stoppte auch die Vermehrung von Krebszellen. Die Forschungsergebnisse zeigen, dass Mumijo ein wirksames Nahrungsergänzungsmittel gegen Krebs ist.

OSTEOPOROSE

Mumijo stärkt die Knochen und schützt vor Osteoporose. Es hilft bei der Vorbeugung von Osteoporose, indem es die Kalziumeinlagerung in den Knochen erhöht und es verstärkt die Wirkung von Hormonen, die für die Knochenbildung verantwortlich sind.

Die Knochengesundheit ist sowohl für Männer als auch für Frauen ein bedeutendes Gesundheitsproblem, wenn wir älter werden. Unsere Knochen werden mit zunehmendem Alter immer schwächer. Viele Dinge können die Knochengesundheit beeinflussen, darunter eine nahrhafte Vollwerternährung, Bewegung, eine positive Einstellung und Kräuter.

Mumijo ist eine der besten natürlichen Lösungen, um die Knochengesundheit zu verbessern. Es enthält viele organische und anorganische Elemente, darunter Fulvosäuren, Huminsäuren, Eisen, Zink, Magnesium, Kupfer, Nickel, Calcium, Kalium, Mangan, Silizium, Strontium, Schwefel, Vitamine B, C, E, Polyphenole, Oxalsäuren und Gerbsäuren. In Kombination mit den natürlichen Mineralien wurden die Mumijo Fulvosäuren erforscht, um eine gesunde Knochen- und Gelenkfunktion zu fördern.

Menschen verwenden Mumijo seit Tausenden von Jahren für die Stärkung der Knochen. Seine offensichtliche Fähigkeit besteht darin, dass es die Regeneration von verletzten Knochen und Bändern beschleunigt. Es könnte der Standard für die Behandlung von Knochenbrüchen und Knorpelschäden werden.

Für die Wirkung von Mumijo gegen Osteoporose ist wahrscheinlich Strontium verantwortlich. Wissenschaftlich gesichert ist jedenfalls, dass Strontium den Knochenaufbau fördert. Mumijo ist äußerst reich an organischem Strontium. Mumijo enthält auch Kalzium und Zink, die den Knochenaufbau unterstützen. Es ist jedoch unklar wie Mumjio die Kalziumeinlagerung fördert. Das in Mumijo enthaltene Kalzium reicht nicht, um die verstarkte Kalziumeinlagerungen in den Knochen zu erklären.

jDie erhöhte Einlagerung von Kalzium in den Knochen während einer Mumijo Kur, wurde durch Knochendichtemessungen nachgewiesen, jedoch ist die Menge des Kalziums in Mumijo dafür eigentlich zu niedrig. Wenn Menschen extrahiertes Kalzium, beispielsweise eine Form von Kalzium Tabletten nehmen, zeigt sich keine erhöhte Knochendichte. Auch Lebensmittel mit viel Kalzium wie Milch erhöhen nicht die Knochendichte. Offenbar haben die Vitalstoffe in Mumijo sehr starke synergistische Wirkungen.

FRAKTUREN

Wie hilft Mumijo bei Knochenbrüchen? Mumijo beschleunigt das Zusammenwachsen der Knochen enorm – die Regeneration der Knochen erfolgt dreimal schneller. Mumijo enthält unter anderem Strontium, das zusammen mit Kalzium eine direkte Wirkung auf die Regeneration der Knochensubstanz hat. Ohne Mumijo dauert der Regenerationsprozess länger. Forscher der Universität Taschkent untersuchten die Auswirkungen von Mumijo auf die Knochenregeneration von 2500 Menschen, die in zwei Gruppen eingeteilt wurden. Die erste Gruppe verwendete Mumijo 30 Tage lang. In dieser Gruppe verlief die Knochenbildung 13–17 Tage schneller als in der anderen Gruppe, die Mumijo nicht verwendete.

Die Ursache hierfür wurde auf Strontium zurückgeführt, das im Mumijo in natürlicher Form enthalten ist. Strontium beschleunigt die Einlagerung von Kalzium in den Knochen, deshalb wirkt es wie eine Turbo auf die Remineralisierung. Bei der Einnahme von Mumijo beginnt nicht nur der Aufbau des Knochengewebes innerhalb eines Tages, sondern das Kalzium wird 2,5 bis 3 mal schneller resorbiert als ohne Mumijo.

Dieser Effekt wird dadurch verursacht, dass Mumijo im Verletzungsbereich den Stoffwechsel stärkt und den Mineralstoffaustausch normalisiert, was die Formung und Regeneration des Knochens beschleunigt. Bei offenen Frakturen wird das geschädigte Gewebe dank Mumijo schnell resorbiert.

Mehrere Studien zeigen, dass sich die Heilungszeit von Knochenbrüchen durch Mumijo um ca. 10 bis 20 % verkürzt. Es wurde gezeigt, dass Mumijo den Mineraltransfer in die Knochen und Muskelgewebe drastisch erhöhte. In einigen russischen Studien wurde über die Heilung von Knochenbrüchen berichtet. In einer Studie wurde die verbesserte Knochenheilung von Kindern nach Frakturen gezeigt. In einer anderen Untersuchung wurde festgestellt, dass Mumijo die Knochenneubildung (Kallus) beschleunigte und Phosphataufnahme im Knochenbruchmodell auslöste.

Darüber hinaus zeigte sich, dass die Wirkung von Mumijo auf die Knochenheilung je nach Dosis variierte. Bei oraler Gabe von Mumijo wurden die besten Knochenheilungsergebnisse beobachtet. Die Dosierung war 260 bis 300 mg / kg täglich beginnend so früh wie möglich nach der Operation und die Dauer war 7 Tage. In diesen Dosierungen verstärkte Mumijo die Knochenbildung und Mineralisierung um das zwei bis dreifache.

HÖHENKRANKHEIT

Bergsteiger fürchten die Höhenkrankheit. Die Symptome sind Lungenödeme, Schlaflosigkeit, Müdigkeit oder Trägheit, Schmerzen, Demenz, Appetitlosigkeit, Müdigkeit, Lethargie, Magenverstimmung und Knochen-, Muskelabbau und ein verminderter Sauerstoffgehalt im Blut. Verschiedene Faktoren beeinträchtigen die Funktionen des Körpers in großen Höhen. Diese Faktoren sind niedrige Luftfeuchtigkeit, starke Kälte, niedriger Luftdruck, hohe Windgeschwindigkeit und hochintensive Sonneneinstrahlung.

Mumijo enthält ausreichende Mengen an Fulvinsäure und mineralischen Bestandteile. Die Fulvinsäure ist an der Blutbildung, der Energieproduktion und der Vorbeugung von Kälteeinwirkung und Sauerstoffversorgung der Zellen beteiligt. Mumijo transportiert Nährstoffe in tiefe Gewebe und hilft, Erschöpfung, Lethargie und chronische Müdigkeit zu überwinden. Es ist auch wirksam als Stärkungsmittel für Herz-, Magen- und Nervensystem. Außerdem ist Mumijo ein ausgezeichnetes Anti-Stressmittel. Aufgrund dieser Eigenschaften ist Mumijo das Mittel der Wahl zur Überwindung der Höhenkrankheit.

FRUCHTBARKEIT UND IMPOTENZ

Mumijo ist ein wirksames Tonikum um die sexuelle Gesundheit zu verbessern. Es ist für die Behandlung männlicher Unfruchtbarkeit hervorragend geeignet, da es die Fruchtbarkeit erhöhen und die allgemeine sexuelle Gesundheit verbessert. Es hilft auch Impotenz zu heilen.

Mumijo steigert die Spermienproduktion deutlich. Experten sagen, dass es die Gesamtspermienzahl um fast 62 % erhöhen kann. In einem Experiment nahm eine Gruppe von 60 unfruchtbaren Männern 90 Tage lang zweimal täglich Mumijo nach den Mahlzeiten ein. Am Ende der 90 Tage zeigten mehr als 60 % der Teilnehmer eine Zunahme der Gesamtspermienzahl und mehr als 12 % eine Zunahme der Spermienmotilität.

Die Beweglichkeit der Spermien ist nichts anderes als die Fähigkeit der Spermien, sich in Richtung einer Eizelle zu bewegen. Mumijo kann die Beweglichkeit der Spermien um mehr als 50 % steigern.

Testosteron ist ein primäres männliches Sexualhormon, das für den Sexualtrieb und die Vitalität verantwortlich ist. Bei normalen Männern liegt der Testosteronspiegel zwischen 300 und 900 Nanogramm pro Deziliter (ng/dl). Laut Untersuchungen an Freiwilligen im Alter zwischen 45 und 55 kann Mumijo helfen, den Testosteronspiegel um fast 20 % zu erhöhen. Die Hälfte der Freiwilligen erhielt ein Placebo und die andere Hälfte erhielt zweimal täglich 250 mg reines Mumijo. In dieser 90-tägigen Studie hatten die Teilnehmer, die gereinigtes Mumijo erhielten, einen signifikant höheren Testosteronspiegel als die Placebogruppe.

Mumijo   hat
bemerkenswerte spermatogene und eisprungauslösende Wirku
ngen. Die Auswirkungen von Mumijo auf die Spermatogenese
und Oogenese wurden bei männlichen und weiblichen Ratten
beobachtet. Bei den männlichen Ratten war die Anzahl der
Spermien in den Hoden signifikant höher als bei der
Kontrollgruppe.

Bei den weiblichen Ratten wurde die Wirkung von Mumijo durch
die eisprungauslösende Aktivität   beobachtet.   Über   einen
Zeitraum von 5 Tagen wurde bei sieben von neun Ratten durch
Mumijo der Eisprung induziert. Es zeigte eine bemerkenswerte
Zunahme der Spermienzahl bei männlichen Ratten und der Zahl
der ovulationsinduzierten Ratten bei weiblichen Ratten. Somit
wurde   nachgewiesen,   dass   Mumijo   sowohl
eine spermatogene als   auch   eine Eisprung fördernde Wirkung
hat.

KRAFT-BOOSTER

Mumijo ist ein Heilmittel gegen Schwäche, stärkt die Kraft und erhöht die Widerstandskraft. Fulvinsäure, einer seiner Hauptwirkstoffe, macht es wirksam bei der Verbesserung der allgemeinen Gesundheit und des Wohlbefindens, indem es Lethargie, Müdigkeit und Körperschmerzen reduziert und gleichzeitig Kraft, Energie und Ausdauer auf natürliche Weise steigert. Diese Verbindung ist im Grunde eine Mischung aus verschiedenen Huminsäuren, die unserem Körper einen Schub verleiht. Dies ist einer der Gründe, warum Menschen mit Mumijo in Höhenregionen, ein außergewöhnliches Fitnessniveau halten können.

Eine Studie, die im Journal of the International Society of Sports Nutrition veröffentlicht wurde zeigte, dass eine achtwöchige Einnahme von Mumijo, in einer Dosis von 500 mg pro Tag, die Erhaltung der Muskelkraft förderte.

Mumijo ist ein starkes Anti-Aging-Mittel und hilft so, den Alterungsprozess im Körper zu verzögern. Es ist mit Fulvinsäure angereichert, einem starken Antioxidans. Es schützt vor Zellschäden. Regelmäßiger Konsum von Mumijo geht einher mit einem langsameren Alterungsprozess, Langlebigkeit und einer insgesamt besseren Gesundheit.

ANÄMIEBEHANDLUNG

Anämie ist ein weit verbreitetes Gesundheitsproblem bei Frauen auf der ganzen Welt. Bei Anämie gibt es nicht genug Blutzellen, um den Körperzellen ausreichend Sauerstoff zuzuführen. Blutverlust ist die Hauptursache für Anämie. Anämie entwickelt sich aufgrund eines Eisenmangels in Blutzellen, was zu ungesunden Zellen führt.

Rote Blutkörperchen sind auf ein Protein namens Hämoglobin angewiesen, um Sauerstoff an verschiedene Körperteile weiterzugeben. Eine Abnahme des Hämoglobinspiegels oder der Erythrozyten führt oft dazu, dass Herz und Lunge weniger Sauerstoff zugeführt wird. Dieser Zustand kann, wenn er unbehandelt bleibt, tödlich sein. Eine Eisenmangelanämie kann eine Folge einer eisenarmen Ernährung, eines Blutverlustes oder einer Unfähigkeit zur Eisenaufnahme sein.

Mumijo kann jedoch leicht die Anämie heilen, indem es die leeren Eisenspeicher im Körper wieder auffüllt. Es enthält viel gut verwertbares Eisen, das den Eisenspiegel allmählich erhöht. Eine Studie an Ratten mit Anämie ergab, dass die Tiere, die Mumijo einnahmen, ein höheres Hämoglobin und höhere rote Blutkörperchen aufwiesen als die Ratten in der Vergleichsgruppe.

MAGENPROBLEME

Mumijo ist wundheilend bei Geschwüren und deshalb hilfreich bei vielen Magenerkrankungen wie Gastritis und Magengeschwüren. Gastritis bedeutet eine Entzündung der Magenschleimhaut, die zu Sodbrennen, Krämpfen, Erbrechen und Blähungen führt. Gastritis kann schwerwiegend sein und chronisch werden, deshalb sollten Sie es sofort behandeln. Mumijo wird in der Volksheilkunde seit Jahrhunderten verwendet, um Magenbeschwerden wie Gastritis, Geschwüre und Magenschmerzen zu beheben. Die Vitalstoffe in Mumijo haben heilende Eigenschaften für den Magen.

Mumijo heilt Wunden der Magenwand. Nach nur zweiwöchiger Anwendung vermindern sich die Magenschmerzen und -schwäche. Die Geschwüre heilen ab und die Magenschleimhaut ist weniger anfällig für zukünftige Verletzungen und Entzündungen.

In einer Studie mit Menschen bekamen die Magengeschwür-Patienten zweimal täglich 200 mg Mumijo Pulver gelöst in Tee oder Wasser. Die Teilnehmer bekamen das Mumijo 30 Minuten vor dem Frühstück und 30 Minuten vor dem Abendessen. Nach 2 x 26 Tagen Mumijo Kur mit einer Pause von 10 Tagen waren alle Patienten geheilt. Keiner hatte Nebenwirkungen, jedoch viele Teilnehmer berichten von einer gesteigerten Lebensqualität, mehr Energie und innerer Ausgeglichenheit.

Warum Mumijo so ausgezeichnet bei der Behandlung von Magengeschwüren wirkt erforschten indische Wissenschaftler. Sie fanden heraus, dass es die Fulvinsäuren und die chemischen Vorstufen zu Cumarinen sind, die die Magengeschwüre heilen. Die Cumarine wirken außerdem gegen Blutverklumpen und

Thrombosen. Fulvinsäure und Cumarine, sowie andere Substanzen aus Mumijo neutralisieren schädliche Bakterien in Magen und Darm. Das insofern von Bedeutung als das Bakterium Helicobacter pylori als Auslöser von Magengeschwüren gilt.

Die starken antibakteriellen Wirkungen von Mumijo wurde von der Universität Heidelberg bestätigt. In einer russischen Studie aus dem Jahr 1976 zeigte Mumijo eine stärkende Wirkung auf die Schleimhaut bei Ratten. Dabei war es egal, ob es sich um Geschwüre im Mund, Magen, Darm oder Speiseröhre handelte.

Zink spielt bei der Hauterneuerung eine wesentliche Rolle. Mumijo ist reich an bioverfügbarem Zink. Es übt viele entzündungshemmende Aktivitäten im Körper aus, deshalb ist eine regelmäßige Mumijo Kur die beste Entscheidung für Menschen mit einer Neigung zu Magengeschwüren und Gastritis.

MORBUS CROHN

Morbus Crohn ist eine entzündliche Darmerkrankung, die blutende Geschwüre im Darm verursacht, die zu Bauchschmerzen, schwerem Durchfall, Müdigkeit, Gewichtsverlust und Unterernährung führt. Morbus Crohn betrifft beim Menschen verschiedene Darmabschnitte.

Eine Studie die im International Journal of Current Pharmaceutical Research veröffentlicht wurde zeigte, dass Mumijo bei Patienten mit entzündlichen Darmerkrankungen von Vorteil ist. Die Studie klärte die Wirkungen von Mumijo-Extrakt auf das Ausmaß und die Schwere der durch Verabreichung von Indomethacin bei Wistar-Ratten induzierten Morbus Crohn Krankheit auf.

Mumijo beschleunigt die Heilung der Geschwüre im Darm, durch seine wundheilenden
und entzündungshemmenden Eigenschaften.

Menschen die an Morbus Crohn und ähnlichen Erkrankungen wie Colitis ulcerosa leiden profitieren von der Einnahme von Mumijo ungemein. Morbus Crohn wird vom Immunsystem ausgelöst. Da Mumijo eine harmonisierende Wirkung auf das Immunsystem hat und überschießende Reaktionen verhindert, hat es heilenden Wirkungen auf den Darm bei Morbus Crohn.

ATEMWEGSERKRANKUNGEN

Mumijo ist ein Heilmittel für Lungen und Atemwegserkrankungen, einschließlich Bronchitis, Lungenentzündungen, Nasennebenhöhlenentzündungen, Asthma und anderen Lungenerkrankungen. Mumijo beseitigt die Verstopfung der Atemwege. Es hilft, die Immunität gegen Infektionen aufgrund seiner verjüngenden Eigenschaft zu erhöhen.

Mumijo vermindert Schleimabsonderungen und Entzündungen in den Atemwegen, die Bronchialerkrankungen verursachen. Es hilft auch bei der Behandlung der Infektionen der Atemwege, die bei Kindern am häufigsten vorkommen. Eine Studie besagt, dass es gegen das HRSV-Virus wirken kann, das aufgrund seiner antiviralen Eigenschaft Atemwegsinfektionen bei Kindern verursacht.

Beim Lungenödem und -schmerz in großer Höhe (HAPE) sammelt sich aufgrund des hohen atmosphärischen Drucks Flüssigkeit in der Lunge an. Als Diuretikum entfernt Mumijo die überschüssige Flüssigkeit sowohl aus der Lunge als auch aus dem Körper, was es bei der Behandlung von HAPE-ähnlichen Zuständen sehr effektiv macht.

Bei akuten Atemwegserkrankungen ist, die mit Halsentzündungen einhergehen, hat sich das Gurgeln mit Mumijo bewährt. Dazu lösen Sie Mumijo in warmem Wasser auf. Idealerweise beträgt die Wassertemperatur zwischen 40 und 50 Grad Celsius. Mumijo neutralisiert Bakterien und Viren im Hals effektiv. Das Gurgeln ist eine der wirksamsten Maßnahmen um einer Infektion schon zu Beginn die Kraft zu nehmen.

HAUTPFLEGE UND HAUTBEHANDLUNG

Mumijo ist berühmt für seine zahlreichen Vorteile, jedoch nur wenige Menschen wissen um seine vitalisierenden Eigenschaften auf die Haut. Es schützt das Gewebe und hält die Haut frisch und strahlend. Beim Auftragen auf die Haut stimuliert es aufgrund seiner entgiftenden Eigenschaften den Reinigungsprozess. Mumijo entfernt Giftstoffe und freie Radikale aus den Hautporen und hält so die Zellen lebendig und gesund.

Es enthält viele essenzielle Mineralien für das Zellwachstum, die Zellregeneration, die Zellerholung und ein robusteres Immunsystem. Das Magnesium in Mumijo verlangsamt besonders die Hautalterung, während Kupfer die Kollagen und Elastinproduktion stimuliert, die für eine bessere Hautelastizität unerlässlich sind. Selen und Zink schützen die Haut vor UV-Strahlung. Aufgrund all dieser Eigenschaften von Mumijo, wird es als Anti-Aging-Ergänzung verwendet.

Mumijo heilt Hautverletzungen, Wunden und Infektionen auf natürliche Weise. Diese Infektionen können auf Insektenstiche oder Operationen zurückzuführen sein. Es ist vorteilhaft für die Haut aufgrund seiner entzündungshemmenden und antioxidativen Eigenschaften. Eine Studie hat ergeben, dass es Hautzellen schützt, indem es Hautproteine wiederherstellt und die Haut elastisch hält. Es erhöht die Kollagenbildung und reduziert Bakterien auf der Haut, was die Wundheilung unterstützt.

STRESS, ANGST UND BURNOUTS

Mumijo enthält Fulvinsäure, die angstlösend und antidepressiv wirkt. Aufgrund seiner angstlösenden und Anti-Stress-Eigenschaften vermindert es effektiv alle Arten von Stressstörungen und Burnouts. Laut Tierstudien kann Mumijo den Dopaminspiegel im Gehirns erhöhen. So reduziert es Angst und Stress, basierend auf seinem Gehalt an Antioxidantien. Es hat in einer Dosis von 10 mg eine signifikante angstlösende Wirkung, wie durch einen erhöhten Plus-Labyrinth-Test, der mit dem von Diazepam vergleichbar ist, nachgewiesen wurde.

In einer Forschungsstudie erhöhte Mumijo den GABA-Spiegel, den primären entspannenden Neurotransmitter im Gehirn von Mäusen. Die Erhöhung von GABA reduziert die Überaktivität im Gehirn, was bei Angstzuständen, Panik, Stress und Burnout hilft.

ANTIOXIDATIVE UND ENTZÜNDUNGSHEMMENDE WIRKUNG

Mumijo hat in Abhängigkeit von der Konzentration eine antioxidative Wirkung gegen SO3-, OH-Radikale und paramagnetisches Stickoxid (NO) gezeigt. Die antioxidative Wirkung war konzentrationsabhängig. Höhere Konzentrationen boten einen besseren Schutz vor freien Radikalen.

Mumijo enthält erhebliche Mengen an Fulvinsäure, die für ihre antioxidativen und entzündungshemmenden Wirkungen bekannt ist und hat wahrscheinlich systemische Wirkungen als Komplementaktivator. Oral verabreichtes Mumijo (50 mg/kg) führt zu einer erheblichen entzündungshemmenden Wirkung.

SCHMERZSTILLENDE WIRKUNGEN

Mumijo ist berühmt für seine schmerzstillende Wirkung. Das Chronic Fatigue Syndrom (CFS) ist durch extreme Müdigkeit gekennzeichnet, die eine zugrunde liegende Erkrankung nicht erklären kann.

Laut einer vorläufigen Rattenstudie, die 2012 im Journal of Ethnopharmacology veröffentlicht wurde, kann Mumijo bei der Behandlung des chronischen Müdigkeitssyndroms helfen. Nach 21-tägiger Gabe von Mumijo an Ratten fanden die Wissenschaftler heraus, dass die Behandlung mehrere an der Energieproduktion beteiligten Prozesse stimulieren kann.

Experimente an Albino-Mäusen zur Bestimmung der Wirkung von 50 bis 200 mg/kg Mumijo wurden durchgeführt, um die schmerzstillende Wirkung von Mumijo zu untersuchen. Die Wirkung von Mumijo war schmerzstillend in der Dosis von 200 mg / kg während der ersten 60 Minuten signifikant.

DIABETES

Mumijo spielt eine Rolle bei der Kontrolle des Blutzuckerspiegels. In einem Experiment hatte es keine offensichtliche Wirkung auf den Blutzuckerspiegel bei normalen Ratten, verringerte jedoch die hyperglykämische Reaktion.

Ein weiteres Experiment wurde durchgeführt, um die Wirkung von Mumijo auf den Blutzucker und das Lipidprofil bei euglykämischen und Alloxan-induzierten diabetischen Ratten zu untersuchen.

Die Wirkungen von drei Dosen Mumijo (50, 100 und 200 mg / Tag, oral) wurden vier Wochen lang untersucht. Bei den diabetischen Ratten führten alle drei Mumijo -Dosen zu einer signifikanten Senkung des Blutzuckerspiegels und hatten positive Auswirkungen auf das Blutfettprofil. Eine Dosis von 100 mg / kg / Tag Mumijo hatte die maximale Wirkung auf diabetische Ratten.

INFEKTIONSABWEHR

Mumijo ist sowohl mit immunstärkenden als auch mit Viruslast reduzierenden Eigenschaften ausgestattet. Der Körper hat antioxidative Systeme, die normalerweise wirksam sind, um schädliche virale Wirkungen zu verhindern. Oxidativer Stress spielt eine Rolle bei vielen pathologischen Zuständen und Krankheiten, einschließlich Krebs, Bluthochdruck, neurologischen Störungen, Arteriosklerose, Diabetes, akutem Atemnotsyndrom, idiopathischer Lungenfibrose, chronischer Lungenerkrankung und Asthma.

Ebenso wie die antivirale Aktivität wird auch die antimykotische Aktivität von Mumijo in Betracht gezogen. In einer Studie wurde die antimykotische Wirkung von methanolischem Rohextrakt von Mumijo gegen verschiedene Pilzarten untersucht. Diese Studie hat eine Grundlage für die Verwendung des Mumijo in der zukünftigen Entwicklung als antioxidatives, antibakterielles, antimykotisches und entzündungshemmendes Mittel geschaffen. Der methanolische Mumijo-Extrakt hatte eine ausgezeichnete Hemmwirkung gegen Pilzsporen (95,12 % Sporenhemmung).

IMMUNSYSTEM

Mumijo erhöht die Abwehrkraft des Immunsystems auf breiter Ebene. Studien zeigen, dass Menschen die 2 bis 3-mal pro Jahr eine Mumijo Kur machen seltener an Infektionen erkranken. Im Altai wird Mumijo insbesondere für die Behandlung von Infektionen der Atemwege und der ableitenden Harnwege verwendet. Offenbar erhöht es die Abwehrkraft des Immunsystems gegen Bakterien, Viren und Pilze. In der Schulmedizin werde für solche Infekte Antibiotika und Antipilzmittel verwendet, die jedoch schwere Nebenwirkungen haben.

In einer anderen Studie erhöhte Mumijo-Extrakt die Aktivität der weißen Blutkörperchen. Weiße Blutkörperchen sind ein wesentlicher Bestandteil des Immunsystems. Sie bekämpfen Infektionen durch Bakterien, Viren und Keime, die den Körper angreifen. Leukozyten entwickeln sich im Knochenmark und zirkulieren durch den Blutkreislauf, um Immunität bereitzustellen. Die Aktivität nahm zu, wenn die Dosis von Mumijo erhöht wurde. Während eines akuten Infekts können Sie die Dosierung von Mumijo erhöhen.

Die Mastzellen in unserem Körper spielen bei einer Infektion eine herausragende Rolle. Diese Zellen kommen zahlreich im Bindegewebe vor. Sie setzen Histamin und andere Stoffe bei Entzündungen und allergischen Reaktionen frei. Eine degranulierte Mastzelle kann ihre Funktion nicht effektiv erfüllen und Mumijo schützt Mastzellen vor Abbau. Ein funktionierendes Immunsystem ist ein ganz entscheidender Faktor für die Gesundheit.

Der gesundheitliche Wert von Mumijo zeigt sich in

seiner stärkenden Wirkung auf die Abwehrsystem des Körpers. Menschen die Mumijo einnehmen haben weniger Infektion, mehr Kraft und eine höhere Lebensqualität. Oft reicht schon eine 2-malige Mumijo Kur pro Jahr in geringer Dosierung um den Körper effektiv zu stärkenden.

AUSWIRKUNGEN AUF DAS BLUT

Die Wirkung von Mumijo auf die Blutchemie wurde an menschlichen Freiwilligen untersucht. Die Verabreichung von 2 g Mumijo über 45 Tage führte zu keiner signifikanten Veränderung der physikalischen Parameter bei Blutdruck, Pulsfrequenz. Ebenso wurde kein Unterschied bei den hämatologischen Parametern beobachtet. Es wurde eine erhebliche Verringerung der Serumtriglyceride, Serumcholesterin bei gleichzeitiger Verbesserung des HDL-Cholesterins beobachtet. Außerdem verbesserte Mumijo auch den antioxidativen Status der Freiwilligen. Die Ergebnisse der Studie deuten auf eine Blutfettsenkende und robuste antioxidative Aktivität von Mumijo hin.

HARNWEGSERKRANKUNGEN

Mumijo wird traditionell zur Behandlung von Harnwegserkrankungen verwendet. Dazu zählen Harnsteine, Blasenentzündungen, Blasenkrebs, Prostataentzündung. Bei der Behandlung von Blasenentzündungen kommen die antibakteriellen Eigenschaften von Mumijo zum Zuge. Die Dosierung ist 3 x 2 Tropfen Mumijo Extrakt pro Tag oder 2 Kapseln mit je 200 mg Mumijo pro Tag.

Wiederkehrende Blasenentzündungen sind insbesondere bei Frauen in den Wechseljahren verbreitet. Die dauerhafte Anwendung von Mumijo hemmt die Vermehrung der für die Blasenentzündungen typischen Bakterien. Diese werden nicht gegen Mumijo resistent wie es bei antibiotischen Medikamenten der Fall ist. Mumijo ist zu komplex aufgebaut, als die Bakterien resistent werden können. Ein weiterer Vorteil von Mumijo ist die völlig nebenwirkungsfreie Anwendungsmöglichkeit über einen langen Zeitraum.

THROMBOSEN

Eine Thrombose ist eine Blockade in den Adern durch ein Blutgerinnsel. Am häufigsten entstehen Thrombosen in den tiefen Venen in den Beinen. Wichtige Thrombose-Anzeichen sind Schwellungen, Schmerzen und eine rote oder bläuliche Verfärbung der Haut. Eine Thrombose ist gefährlich, weil sich das Gerinnsel lösen und dann Herzinfarkte oder Schlaganfälle auslösen kann.

Thrombosen können viele Ursachen haben, wie schlechte Blutfließeigenschaften oder Medikamente. In einer russischen Studie wurde Mumijo erfolgreich zur Behandlung von Thrombosen der tiefen Venen getestet. Die Dosis war 2 x 200 mg Mumijo Pulver pro Tag für 10 Tage. Keine weiteren Medikamente kamen zum Einsatz. Die Ergebnisse zeigten, dass bei den Patienten bereits nach 3 bis 6 Tagen die Schwellungen deutlich zurückgingen. Nach 8 bis 10 Tagen verschwanden die Symptome der Thrombose vollständig.

MUMIJO FORMEN UND QUALITÄTSKRITERIEN

Mumijo kann in verschiedenen Formen verwendet werden:

Harz, Pulver, Flüssigkeit und Kapseln.

Mumijo-Harz

Mumijo Harz ist eine glatte, wachsartige feste Paste, die in schwarzen und dunkelbraunen Farben vorkommt. In viskosen Harzen werden unterschiedliche Gerüche kombiniert, die von Schokolade bis Asphalt reichen.

Das Harz enthält 100 % reines Mumijo, das hoch in den Bergen gesammelt wird. Man kann Mumijo-Harz leicht erkennen, da es beim Aufnehmen in die Handfläche klebrig werden sollte, während es im Kühlschrank spröde wird. Mumijo Harz wird durch Auflösen in warmem Wasser oder heißem Getränk eingenommen.

Eigenschaften von Mumijo-Harz

- Mumijo in Harzform enthält hohe Konzentrationen an Fulvinsäure.
- das Harz ist hoch bioverfügbar und leicht zu absorbieren.
- Harze haben einen starken Geschmack.
- Es dauert einige Zeit, bis es sich in warmem Wasser vollständig aufgelöst hat.
- Geringere Verfeinerung als pulverförmige oder feste Form.

Mumijo-Flüssig Extrakt

Flüssiges Mumijo sieht aus wie eine dunklere Form von Hanföl mit halb dicker Konsistenz. Diese Form erfordert, dass die Primärextraktion und -filtration verpackt und direkt danach verkauft werden. Die schonende Verdunstung kann eine Konzentration von etwa 50 % dieses Mumijo extrahieren.

Es bedeutet, dass die meisten natürlichen Enzyme, Mineralien und vitalisierenden Pflanzennährstoffe im Vergleich zu anderen Formen noch intakt sind. Mumijo-Extrakt in flüssiger Form ist einfach zu verwenden, da Sie ihn direkt zu Ihren Lieblingsgetränken hinzufügen können. Manche betrachten flüssiges Mumijo als Harz. Beide Formen sind jedoch unterschiedlich, da flüssiges Mumijo verdünnt und weniger behandelt wird.

Eigenschaften von flüssigem Mumijo

- Flüssiges Mumijo ist am reinsten am wenigsten **rafinieriert.**
- Es enthält Pflanzennährstoffe, Enzyme und Mineralien.
- Es werden keine Füllstoffe hinzugefügt.
- Mumijo in flüssiger Form ist hoch bioverfügbar und kann sowohl vom Darm als auch vom Gehirn leicht aufgenommen werden.
- Es hält sich sehr lange, wenn es in einem luftdichten Behälter vor Hitze, Sauerstoff und Sonnenlicht geschützt wird.
- Sie können es sofort einnehmen, indem Sie es in eine Getränk hinzufügen.
- Es hat einen starken Geschmack.
- Flüssiger Mumijo Extrakt ist die teuerste Form von Mumijo.

Mumijo-Pulver

Mumijo-Pulver gibt es in verschiedenen Farben von Schwarz, Braun und Bernstein. Das rohe Mumijo wird auf einem bestimmten Niveau verarbeitet, um es in Pulverform umzuwandeln. Mumijo wird hauptsächlich in Pulverform verwendet, da es einfach anzuwenden ist. Viele Menschen entscheiden sich für das Pulver, da es sich leicht in Wasser oder jedem Getränk auflösen lässt. Es ist jedoch nicht einfach, die Reinheit des Pulvers zu überprüfen.

Es ist schwierig, eine zuverlässige Quelle für hochwertiges Mumijo -Pulver zu finden. 95 % der verfügbaren Pulverform wird durch übermäßiges Erhitzen schlecht hergestellt. Manchmal wird ein gefälschtes Produkt hergestellt, indem einige Huminstoffe aus Torf, Mineralien und Fulvinsäure gemischt werden. Trotzdem hat ein gut hergestelltes Mumijo Pulver praktische Vorteile, wie das einfache Einmischen in Joghurt, Getränke, Cremes.

Es ist nicht einfach, die Qualität von Mumijo Pulver ohne einen Labortest zu überprüfen. Um authentisches rohes Mumijo Pulver zu überprüfen, nehmen Sie eine minimale Menge davon und lassen Sie es in direktem Kontakt mit der Luft. Wenn das Pulver rein ist, wird es innerhalb von 1-4 Tagen fest.

Eigenschaften von Mumijo-Pulver

- Hochwertiges Mumijo Pulver lässt sich leicht in Wasser oder jedem Getränk auflösen.
- Mumijo in Pulverform hat einen starken Geschmack.
- Es könnte während der Verarbeitung überhitzt worden sein.

Die Qualität ist für Laien schwer einzuschätzen. Viele Mumijo Pulver sind von absolut minderwertigjjjer Qualität. Selbstverständlich gibt es auch hochwertige Mumijo Pulver. Prüfen Sie den Anbieter. Ein sehr niedriger Preis, ist ein Anzeichen für ein minderwertiges gestrecktes Pulver.

Mumijo-Kapseln

Mumijo-Kapseln bestehen aus Mumijo Pulver, das in einer Kapsel aufbewahrt wird. Diese Kapseln sind für diejenigen geeignet, die Mumijo nicht in roher Form einnehmen und seinen intensiven Geschmack vermeiden möchten. Ich empfehle Ihnen Mumijo Kapseln, nur wenn Sie sich sicher sind, dass das verwendete Mumijo Pulver aus seiner seriösen Quelle stammt. Wie oben beschrieben gibt es viele minderwertige Kapseln und Tabletten aus gepanschte Mumijo Pulvern.

Vor und Nachteile von Mumijo-Kapseln

- Die Verwendung von Mumijo in Kapseln ist sehr einfach.
- Lange Haltbarkeit, wenn an einem kühlen und trockenen Ort aufbewahrt.
- Kann Bindemittel und Füllstoffe enthalten.
- Kann aus minderwertigen Mumijo Pulvern bestehen

Extraktion

Mumijo besteht aus Ausscheidungen von Gesteinen mit vielen Verunreinigungen, z. B. Kieselsteine, Sandpartikel, Pflanzenreste, polymere und giftige Materialien usw. Diese Substanzen sollten nach dem Reinigungsprozess herausgefiltert werden.

Mumijo wird aus rohem Mumijo-Gestein durch Reinigung mit Wasser extrahiert. Indiesem Prozess wird heißes Wasser als Lösungsmittel verwendet, da Wasser das beste Lösungsmittel der Welt ist und bei hoher Temperatur die Löslichkeit von Mumijo in Wasser zunimmt.

Reinigungsprozess

Rohes Mumijo enthält Verunreinigungen wie Schmutz und Pflanzenmaterial. Es kann 2-15 mal mehr Verunreinigungen enthalten als die eigentliche Reinsubstanz selbst. Der Reinigungsprozess umfasst Zerkleinern, Auflösen, Filtrieren und Trennen.

Durch Hämmern mithilfe von Stößel & Mörser wird das rohe Mumijo (ca. 1 kg) in kleine Stücke bis Sandgröße zerkleinert. Das Produkt wird während dieser Prozesse auch organischer und verliert alle anorganischen Bestandteile, wie Mineralien, die nicht in organischer ionischer Form an Fulvinsäure gebunden sind.

Der erste Schritt besteht darin, das Rohmumijo mit der 4-fachen Menge Wasser (für ein Kilo Rohmumijo-4 Liter Wasser) in ein Stahlgefäß zu geben und auf 70 °C zu erhitzten. Das zerkleinerte Mumijo wird dann in heißes Wasser gegeben und gerührt bis alles gut vermischt ist. Danach wird diese Mischung 24 Stunden lang aufbewahrt. Dabei setzt sich wasserunlösliches Material an der Oberfläche ab.

Nach 24 Stunden wird das wasserunlösliches Material mithilfe von Baumwolltüchern gefiltert und das Mumijo in ein weiters Stahlgefäß gefüllt. Dann werden wieder 2 Liter Wasser hinzugegossen und die Mischung auf 70 °C erhitzt. Nach 15-tägiger Wiederholung dieses Vorgangs entsteht eine saubere Lösung ohne Sedimente. Anschließend wird die Lösung vorsichtig mit einem Röhrchen abgelassen.

Dieser Prozess ist seit dem Altertum derselbe, mit Ausnahme moderner Filtersysteme. Die Einheimischen verwenden feinmaschige Tücher und belasten sie, als würde Frischkäse durch ein Tuch geschoben, um die Feuchtigkeit zu entfernen. Die moderne Verarbeitung ermöglicht die Verwendung einer kontrollierten Temperatur und stellt die Qualität des hinzugefügten Wassers während dieses Prozesses sicher.

Trocknen

Das Trocknen ist die nächste Stufe, die erforderlich ist, um das gesamte in der Reinigungsstufe hinzugefügte Wasser zu entfernen. Die saubere Lösung wird in einem Heißluftofen bei 70 °C getrocknet. Getrocknetes Mumijo wird in einem Stahlglas aufbewahrt. Fachleute schicken den Extrakt derzeit zu einer Vakuumverdampfanlage, wo er destilliert und dann als flüssiges Mumijo abgefüllt oder in Öfen weiter getrocknet wird, um ein Harzt oder ein Pulver zu bildenkkhh.

Veraltete Methoden der Reinigung

Manche Hersteller geben Roh-Mumijo und Wasser in einen feuerfesten Bottich oder ein Gefäß, um die Substanz zu kochen, bis sie zu einer dicken Paste zerfällt. Das ist eine alte Technik in Indien und anderen Teilen des Nahen Ostens, die das Endprodukt beschädigt und seine Festigkeit und Qualität dramatisch verringert. Trotzdem ist das Kochen bis heute eine relativ verbreitete Trocknungsmethode. Solch hergestelltes Mumijo ist von minderwertiger Qualität.

Eine andere alte Technik, die dem bloßen Kochen überlegen ist, ist das Trocknen des noch flüssigen Mumijo unter der Sonne. Das flüssige Mumijo wird auf einer perforierten Rutsche in einen speziellen Behälter ähnlich einem einfachen Solarkocher gelegt. Der Deckel des Behälters besteht aus einer Glasscheibe, die die Sonnenwärme im Inneren konzentriert, um den Inhalt auszutrocknen.

Durch gute Belüftung kann Feuchtigkeit den Behälter verlassen. Sonnentrocknung ergibt ein völlig natürliches Produkt. Der Prozess dauert jedoch sehr lange und ist heutzutage für die Hersteller zu zeitaufwendig und teuer. Dieses Verfahren wird jedoch im Himalaya immer noch angewendet, wo kein Zugang zu moderner Technologie besteht.

Mumijo kann zu einer gefährlichen Ergänzung werden, wenn Sie kein hochwertiges Produkt verwenden. Unreine Pulver und Harze können einen hohen Anteil an Verunreinigungen, Schwermetallen, verschiedenen Zusatzstoffen und Toxinen enthalten. Beispielsweise wurde von der Regierung Kanadas, ein Mumijo Produkt der indischen Firma Dabur vom Markt genommen, weil erhöhte Mengen an Schwermetallen enthalten waren. Dabei ist Dabur ist einer der größten Anbieter für ayurvedische Nahrungsergänzungen. Wenn Sie planen, mit der Einnahme von Mumijo zu beginnen überprüfen Sie die Qualität sorgfältig.

Die modernste Extraktion

Die Herstellung von Mumijo in der höchsten Qualität erfordert modernste Vakuumtrockner, die jegliche Überhitzung des Rohmaterial verhindern. Die folgenden Produktionschritte garantieren ein 100 % organisches, absolut sauberes, steriles Produkt in pharmazeutischer Qualität. Dafür wird das Roh-Mumijo mit warmen Wasser aus dem Gestein gelöst. In diesem Fall werden außer Wasser keine anderen chemischen Extraktionsmittel verwendet.

Die Mumijo-Lösung in warmem Wasser wird nicht nur traditionell durch einen Filter gefiltert, sondern auch mit einer

Zentrifuge, wie Butter von Milch abgeschieden wird. Dabei wird der Niederschlag als Paste abgetrennt. Der Mumijo-Lösung wird dann bei niedrigen Temperaturen getrocknet in einen Vakuumtrockner. So bleiben alle Nährstoffe zu 100 % erhalten. Diese Technologie erlaubt es Mumijo in höchster Reinheit zu erhalten.

Mumijo Arten

Mumijo wird nach der Art von bergigem Gestein kategorisiert, von der es ausgeht. Es gibt vier Arten, die in Indien unterschieden werden.

1. Charka Samhita Mumijo (Goldhaltige Felsen)
2. Rajat Mumjio (Silberhaltige Felsen)
3. Tamra Mumijo (kupferhaltige Felsen)
4. Lauha Mumijo (Eisenhaltige Felsen)

Charka Mumijo ist ein goldenes Mumijo und ist rot. Tamra Mumijo ist ein kupfernes Mumijo und ist blau. Rajat Mumijo ist ein silberner Mumijo und ist weiß, während der Lauha Mumijo eisenhaltig und bräunlich ist. Blauer und goldener Mumijo sind nicht Standard, die häufigste Sorte ist der Eisen Mumijo. Es gilt aus therapeutischer Sicht als aktiv.

Unechtes Mumijo

In der Vergangenheit glaubten viele Menschen, dass alles, von gehärtetem Honig bis hin zu Erdöl, Mumijo-Formen sind. Bis heute ist es vielen Menschen nicht klar was das echte Mumijo ist, deshalb werden zum Teil gefälschte Varianten verkauft. Mit der Entdeckung von Mumijo, entstanden auch verschiedene Theorien über diese unglaubliche Substanz und ihre Ursprünge.

Hier einige Substanzen, die fälschlicherweise als Mumijo angesehen werden, oder als solche verkauft werden:

1. Ozokerit, Bitumen und Mineralwachs

Bitumen, Mineralpech, Mineralwachs (Ceresin) sind keine Mumijo-Formen. Erdwachs (Ozokerit) auch nicht. Im Gegensatz zu all diesen Produkten hat Mumijo kein rein mineralisches Zusammensetzung oder enthält Erdöl.

2. Brakshun (Karpura Shilajit)

Brakshun ist eine Substanz, die aus versteinertem Tierdung hergestellt wird. Die Inder klassifizieren Brakshun als eine andere Art von Mumijo, die als Karpura bekannt ist. Brakshun ist weiß oder cremefarben. Es dauert 50-75 Jahre, um sich zu bilden und wird als "Weißes Mumijo" vermarktet. Obwohl Brakshun gesundheitliche Vorteile haben kann, sollte es niemals mit dem authentischen Mumjo verwechselt werden. Das echte Mumijo ist eine völlig andere Substanz als Brakshun oder weißes Mumijo.

So identifizieren Sie Mumijo

Die Mumijo Reinheits-Testmethoden geben Ihnen die Gewissheit, dass Ihr Mumijo echt ist. Beachten Sie jedoch, dass selbst minderwertiges Mumijo, diese Tests bestehen kann. Sie müssen also Ihrem Lieferanten vertrauen, um die Farbe des Gesteins zu überprüfen, aus dem es gewonnen wurde. Diese Mumijo-Reinheitstests unterscheiden, ob eine Verbindung zu 100 % Mumijo ist, oder beispielsweise Erdwachs.

Original Mumijo ist in warmem Wasser oder Milch löslich und

bildet eine braune oder rötliche Flüssigkeit. Reines Mumijo löst sich nicht in Klumpen auf.

Flüssige Formen von Mumijo sind die reinsten, die auf dem Markt erhältlich sind. Die meisten Mumijo-Harze, Tabletten und Pulver enthalten zwischen 2 und 30 Prozent Mumijo. Selbstverständlich gibt es auch sehr hochwertige Mumijo-Harze und Pulver, jedoch selten. Bei Mumijo Tabletten ist die Problematik ähnlich wie bei Mumijo Harz und Pulver. Viele der angebotenen Mumijo Tabletten werden mit Torf oder anderen dunklen Substanzen gestreckt. Außerdem kleben die Tabletten an der Plastikverpackung. Tabletten sind die schlechteste Lösung. Selbst wenn das Mumijo hochwertig ist, was selten der Fall ist, lösen die Tabletten Chemikalien aus der Plastikverpackung, die wiederum gesundheitsschädlich sind. Das sicherste Aufbewahrungsmaterial für Mumijo ist Glas.

DOSIERUNG

Mumijo ist eine Ergänzung, die bei jedem etwas anders wirken kann. Nicht jeder Mensch macht die gleichen Erfahrungen. Viele Menschen erkennen die Vorteile bereits nach wenigen Wochen oder sogar Tagen der Anwendung. Die Einnahme dieses Naturheilmittels zusammen mit einer gesunden Ernährung und Bewegung verleiht der allgemeinen Gesundheit unglaubliche und lang anhaltende Vorteile.

Es gibt keine für jeden Menschen ideale Einnahmemenge, um eine angemessene Dosis von Mumijo zu finden. Die richtige Dosis hängt vom Alter, Gesundheitszustand und den erwarteten Vorteilen ab. Wie viel Mumijo Sie täglich einnehmen können, hängt von mehreren Faktoren ab. Diese Faktoren sind Körpergröße, Body-Mass-Index (BMI), allgemeine Gesundheit, Stoffwechsel, Ernährung und angestrebte Verbesserungen.

Spezialisten empfehlen, Mumijo mit einigen verdünnenden organischen Nahrungsmittel einzunehmen, um die Wirkung auf den Körper zu verstärken. Sie können warme Milch, Wasser oder Tee verwenden. Nehmen Sie eine erbsengroße Portion Mumijo oder einen bis drei Tropfen Flüssigkeitsextrakt mit Wasser oder Milch. Nehmen Sie diese Dosierung einmal täglich. Die empfohlene Dosis von Mumjio beträgt 200 bis 500 Milligramm pro Tag.

Am besten nehmen Sie Mumijo morgens nüchternen Magen ein. So wird die Aufnahme im Körper erhöht. Wenn Sie das Gefühl haben, dass Mumijo Ihnen Energie verleiht, nehmen Sie es nicht abends ein, da es bei manchen Menschen zu Schlafstörungen führen kann.

Nehmen Sie Mumjio in Ihre Lebensroutine auf und planen Sie, es ein Leben lang zu verwenden. Sie werden innerhalb weniger Wochen bemerken, dass Sie mehr Energie haben, fokussierter Denken können und allgemein sich ein Zustand von Zufriedenheit, Ausgeglichenheit und Wohlbefinden einstellt, den manche Menschen mit einer spirituellen Erfahrung gleichsetzten. Wissenschaftler sagen, dass Mumjio den Körper mit seltenen Spurenelementen und anderen einzigartigen Vitalstoffen versorgt, die zu einer inneren Ruhe führen, weil das Gehirn optimal mit Nährstoffen versorgt ist.

Empfohlene Dosierung

Mumijo Flüssiger Extrakt - 1 bis 3 Tropfen täglich

Mumijo Harz – Ein erbsengroße Menge einmal pro tag
Mumijo-Pulver – 200 bis 500 mg pro Tag
Mumjio-Kapsel – eine Kapsel mit 200 mg Mumijo zweimal täglich

Das sind die grundlegenden Dosierungen zur allgemeinen Stärkung und als Tonikum. In besonderen Fällen, beispielsweise bei schweren Erkrankungen kann die Dosierung höher sein.

Externe Anwendung

Mumijo ist ein Konzentrat, das die Kraft und Ausdauer effektiv verbessert und bei der Linderung allgemeiner Schwäche von Vorteil ist. Es verbessert die sportliche Leistung und das natürliche Schlafverhalten. Vielleicht finden Sie Mumijo-Creme für externe Anwendungen oder Sie verwenden einen flüssigen Mumijo Extrakt. Mumijo wird äußerlich für den Aufbau von Vitalität und Ausdauer verwendet und ist sicher, effektiv und einfach zu verwenden. Tragen Sie 2-5 Tropfen auf die intakte

Haut zur lokalen Massage mit leichter Hand auf.

Für frische und jüngere Haut können Sie eine Gesichtsmaske von Mumijo auftragen. Diese Gesichtsmasken können Sie durch Mischen von Mumijo und Honig mit einem hochwertigen Emulator wie Olivenöl oder sogar Eiern hergestellt werden. Die Wahl liegt hier ganz bei Ihnen, da es auf verschiedene Weise angewendet werden kann. Tragen Sie eine diese Maske auf Ihr Gesicht auf und lassen Sie den Bereich um Ihre Augen herum frei, da die Haut um die Augen empfindlich ist. Die aktive Zeit des Verfahrens beträgt etwa eine halbe Stunde.

Entfernen Sie die Mumijo-Gesichtsmaske mit warmem Wasser. Diese Maske hat eine stark verjüngende und reinigende Wirkung auf die Haut. Manche Leute berichten sogar von der Anti-Falten-Wirkung bei regelmäßiger Anwendung.

Mumijo ist ein Tonikum für das Haar. Tragen Sie es auf Haare und Kopfhaut auf und massieren Sie es sanft ein. 30 Minuten bis 1 Stunde einwirken lassen und dann mit warmem Wasser abspülen. Es wurde berichtet, dass Mumijo hilft, das Haarwachstum zu verbessern, Haarausfall zu minimieren und die Haare stärker zu machen. Schuppen und Entzündungen der Kopfhaut lassen nach. Sie können dies je nach Bedarf 2 bis 3-mal wöchentlich tun.

NEBENWIRKUNGEN

Wie Studien zeigen ist Mumijo selbst in sehr hohen Dosierung frei von Nebenwirkungen. Trotzdem sollten schwangere und stillende Frauen sowie Kinder unter 8 Jahren keinen Mumijo verwenden. Da Mumijo den Eisenspiegel des Blutes hebt, ist Mumijo nicht für Menschen mit chronisch erhöhten Eisenwerten geeignet.

Die Anwender brauchen während der Mumijo Kur keine besondere Diät einzuhalten. Negative Wechselwirkungen mit anderen Nahrungsmitteln oder Medikamenten sind nicht bekannt. Aufgrund der sehr langen Anwendungsgeschichte gilt Mumijo als eines der sichersten Naturheilmittel überhaupt. Wirklich wichtig ist jedoch, dass sie hochwertiges Mumijo verwenden. Minderwertige Präparate können wie bereits erwähnt Verunreinigen enthalten und dann Nebenwirkungen haben.

ERFAHRUNGSBERICHT

Dieser folgenden Erfahrungsbericht stammt von Saira Khan aus der Himalayaregion Pakistans. Dort wird Mumijo traditionell von vielen Menschen verwendet.

"Ich glaube wirklich an die Kraft von Mumijo, jedoch das war vor ein paar Jahren noch nicht so. Ich hatte in meinem Leben viel Zeit in Gegenden verbracht, in denen Mumijo im Himalaya gefunden wird. Die Menschen extrahieren und reinigen es zu Hause. Jeder in der Umgebung nimmt Mumijo, da alle seine Kräfte kennen. Meine Mutter und Oma wussten jedoch aus eigener Erfahrung nicht, wie nützlich es ist. Ich fand jedoch Menschen, die über seine magischen Kräfte sprachen. Sie teilten mir ihre Erfahrungen mit, was mich motivierte Mumijo selbst auszuprobieren. Ich fing an, einmal täglich eine erbsengroße Dosis einzunehmen. Ich hatte anfangs keinen spürbaren Nutzen davon, jedoch nach über einem Monat fing ich an, leichte Verbesserungen meiner Gesundheit zu bemerken. Ich hatte das Gefühl, dass meine Hautstruktur besser wurde. Meine Pigmentierung und Akne gingen deutlich zurück. Dann verbesserte sich auch meine Darmgesundheit. Ich nahm auch ein paar Kilo ab.

Meine Mutter hat eine Schilddrüsenunterfunktion (Hypothyreose) mit abnormalen Hormonspiegeln. Sie war übergewichtig und hat arthritische Knie. Auf meine Bitte hin fing sie an, Mumijo zu nehmen. Das erste Zeichen der Wirkung, die sie bemerkte, war ein Anstieg ihres Energieniveaus und in der dritten Woche waren ihre arthritischen Knie fast gesund. Ihr Hormonspiegel und Blutbild wurden besser. Das Fantastische ist, dass sie Mumijo nun seit vielen Jahren verwendet und es für immer behalten möchte. Sie ist jetzt 70 Jahre alt, erscheint jedoch wie 50. Auch ich war anfangs skeptisch, jedoch hat mir Mumijo geholfen. Es gibt mir einen Energieschub, ohne mich aufzuputschen. Eine Freundin von mir hatte Stimmungsschwankungen und Burnout-Probleme. Sie begann Mumijo zu nehmen. Es stabilisierte ihre Stimmung und beseitigte ihren Stress bis zu dem Punkt, an dem sie sich glücklich, entspannt und stressfrei fühlte. Sie nimmt Mumijo seit über drei Jahren. Die emotionale Stärkung durch Mumijo ist überraschend.

Beginnen Sie mit einer minimalen Menge. Obwohl ich so viele Vorteile hatte, gönnte ich mir nach 4 Wochen eine Pause von 7 Tagen und begann dann wieder, es in einer Menge zu verwenden, die kleiner als ein Reiskorn war. Das funktioniert bei mir sehr gut. Ich fühle mich gut voller Energie. Der Geschmack ist ziemlich bitter, ähnlich wie bei Aloe, nur etwas intensiver. Der beste Weg, dieses Produkt zu erhalten oder einzunehmen, ist unter der Zunge, wenn Sie den bitteren Geschmack ertragen können. Wenn Sie mit dem Geschmack nicht zurechtkommen, probieren Sie Fruchtsaft, einen Smoothie oder sogar Kaffee. Probieren Sie Mumijo aus und Sie werden feststellen, wie sehr es ihr Leben besser macht.

ABSCHLUSS

Mumjio wird seit Jahrtausenden in der asiatischen Medizin als Tonikum und Heilmittel verwendet. Es schützt die Haut vor Alterung, enthält unzählige Mikro-Nährstoffe und entgiftet. Es verbessert die Wahrnehmung und stellt die Fruchtbarkeit wieder her. Diese unglaubliche Substanz hilft bei der Linderung von Stress und Angst. Es erhöht die Libido und verbessert die reproduktive Gesundheit bei Männern und Frauen. Mumijo verbessert die Herzfunktion, senkte hohen Blutzucker bei Diabetes, stärkt das Gedächtnis, lindert Verdauungsstörungen,

ist entzündungshemmend. Es verbessert die allgemeine Kraft und die Immunität des Körpers auf einzigartige Weise. Diese breitgefächerten Vorteile gehen einher mit einer außerordentlichen Sicherheit in der Anwendung. Mumijo ist das perfekte Tonikum für mehr Kraft, mehr Energie mehr Gesundheit.

Ihnen alles Gute

Klaus Glebe

BEZUGSQUELLEN

www.chagavital.de/mumijo-extrakt

QUELLEN

1. Cornejo A, Jiménez jm, caballero I, melo f, maccioni rb. Fulvinsäure hemmt die Aggregation und fördert den Abbau von Tau-Fibrillen, die mit der Alzheimer-Krankheit assoziiert sind. Zeitschrift der Alzheimer-Krankheit. 2011; 27 (1): 143–153.

2. 24. Mukherjee B. Hotel Taj Bengal. Neu-Delhi: Calcutta India Oxford und IBH Publishing; 1992. Traditionelle Medizin, Proceedings of an International Seminar; pp. 308-19. 7.-9. November 1992.

3. H. Meena, H. K. Pandey, M. C. Arya und Z. Ahmed, „Shilajit: ein Allheilmittel für Höhenprobleme", International Journal of Ayurveda Research, vol. 1, nein. 1, pp. 37–40, 2010.

4. Ghosal S, Lal J, Singh SK, Goel RK, Jaiswal AK, Bhattacharya SK. Die Notwendigkeit der Formulierung von Shilajit durch seine isolierten Wirkstoffe. Phytother-Res. 1991; 5: 211–6.

5. R.K. GoelR.S.BanerjeeS.B.Acharya, "Antiulcerogenic and anti-inflammatory studies with shilajit" Journal of Ethnopharmacology, Volume 29, Issue 1, April 1990, Seiten 95-103

6. Ghosal S. Chemie von Shilajit, einem immunmodulatorischen ayurvedischen Rasayan. Reine und Angewandte Chemie. 1990, 62 (7): 1285–1288.

7. S. P. Agarwal, R. Khanna, R. Karmarkar, M. K. Anwer und R. K. Khar, „Shilajit: eine Übersicht", Phytotherapy

Research, vol. 21, nein. 5, pp. 401–405, 2007.

8. S. Ghosal, J. P. Reddy und V. K. Lal, "Shilajit I: chemische Bestandteile", Journal of Pharmaceutical Sciences, vol. 65, Nr. 5, pp. 772–773, 1976.

9. M. S. Islam K, Schumacher A, M. Gropp J. Huminsäuren in der Tierhaltung. Pakistanische Zeitschrift für Ernährung. 2005, 4: 126–134.

10. R. Khanna, M. Witt, M. Khalid Anwer, S. P. Agarwal und B. P. Koch, „Spektroskopische Charakterisierung von Fulvosäuren, die aus dem Gesteinsexsudat Shilajit extrahiert wurden", Organic Geochemistry, vol. 39, nein. 12, pp. 1719–1724, 2008.

11. K. M. S. Islam, A. Schumacher und J. M. Gropp, „Humsäuresubstanzen in der Tierhaltung", Pakistan Journal of Nutrition, vol. 4, pp. 126–134, 2005. Ansicht bei: Google Scholar

12. Y. C. Kong, P. P. H. Aber, K. H. Ng et al., "Chemische Studien über ein nepalesisches Allheilmittel-Shilajit (I)," International Journal of Crude Drug Research, vol. 25, nein. 3, pp. 179–182, 1987. Ansicht bei: Google Scholar

13. Netmeds.com (06. Februar 2021) "Shilajit: Vorteile, Verwendungen, Formulierungen, Inhaltsstoffe, Methode, Dosierung und Nebenwirkungen" Besuchen Sie bei: Google Scholar

14. P. Mittal, D. Kaushik, V. Gupta, P. Bansal und S. Khokra, „Therapeutisches Potenzial von" Shilajit Rasayana „-A Review", International Journal of Pharmaceutical and Clinical Research, vol. 1, nein. 2, pp. 47–49, 2009. Ansicht bei: Google Scholar

15. Tuaev N. P., Petrov V. P., Katchenkov S. M. "Zur Frage der chemischen Zusammensetzung und genetischen Natur mumiyo". Tr. Alle Öl n.-i. geologische Erkundung darin, vol. 279, L., 1969.

16. Lotus Blooming Herbs, „Wie man Shilajit testet". https://lotusbloomingherbs.com/blogs/journal/how-to-test-shilajit

17. Reines Himalyan-Shilajit, „Wir vergleichen Shilajit-Harz, Pulver und Flüssigkeit – kennen Sie den Unterschied?", Https://www.purehimalayanshilajit.com/himalayan-vs-altai-shilajit/

18. Anonym, Kommentar von Shastri LP: Yogaratnakar. Choukhambha Prakashan, Varanasi, Nachdruck, 2009, 162.

19. Rakesh et al. / Pharma Science Monitor 5 (3) Supl-1, Jul-Sep 2014, "Extraction of pure shilajit: an ayurvedic concept"

20. Reines Himalyan-Shilajit, "Was ist Shilajit? Geschichte (nachgewiesen), chemische Eigenschaften ...." https://www.purehimalayanshilajit.com/what-is-shilajit/

21. Chopra RN, Handa KL, Kapoor LD. Indigene Drogen von Indien. Dhar und Söhne Pvt. GmbH. Kalkutta, 1958; 457-460

22. Ghosal S. Chemie von Shilajit, einem immunmodulatorischen ayurvedischen Rasayan. Pure Appl. Chem. (IUPAC) 1990; 62: 1285-1288

23. Harsahay Meena, H. K. Pandey, M. C. Arya, Zakwan Ahmed, „Shilajit: Ein Allheilmittel für Höhenprobleme", International Journal of Ayurveda Research, Jan. 2010; 1

(1): 37-40.

24. Carlos Carrasco-Gallardo, Leonardo Guzmán und Ricardo B. Maccion, "Shilajit: A Natural Phytocomplex with Potential Procognitive Activity", 2012, PMID: 22482077 International Journal of Alzheimer's Disease,

25. Joukar, S., Najafipour, H., Dabiri, S. et al. Kardioprotektive Wirkung von Mumijo (Shilajit) auf experimentell induzierte Myokardverletzungen. Kardiovaskuläres Toxicol 14, 214–221 (2014). Bei

26. Kishor Pant, Bimala Singh, Nagendra Thakur, „Shilajit: A Humic Matter Panacea for Cancer", International Journal of Toxicological and Pharmacological Research 2012; 4 (2): 17-25, ISSN: 0975-5160

27. Kishor Pant, Parul Gupta, Preeti Damania, Ajay K. Yadav, Aanchal Gupta, Anam Ashraf, Senthil K. Venugopal BMC ergänzen Altern Med. 2016; 16: 148. Online veröffentlicht 2016 27. Mai. doi: 10.1186 / s12906-016-1131-z, PMCID: PMC4882837 Besuchen Sie Google Scholar

28. Tom Schell, D.V.M., CVCH, CHN, „Tom Schell, D.V.M., CVCH, CHN", https://curosthuman.com/index.php/articles/13402-bone-health-joint-function-shilajit

29. Kishor Pant, Bimala Singh, Nagendra Thakur, „Shilajit: A Humic Matter Panacea for Cancer", International Journal of Toxicological and Pharmacological Research 2012; 4 (2): 17-25, ISSN: 0975-5160

30. Labban, NY. Shilajit: Ein neuartiger Regulator der Knochen- / Knorpelheilung. 2013, Indiana University, Abschlussarbeit.

31. Büttner KJ. In: Die Wirkung von natürlichem Sonnenlicht auf die menschliche Haut. In der biologischen Wirkung auf ultraviolette Strahlung mit besonderer Betonung der Haut. Urbach, Herausgeber. Oxford: Pergamon-Presse; Oxford; 1969. p. 237.

32. Ward M. Bergmedizin: Eine klinische Studie über Kälte und Höhenlagen. London: Crosby Lockwood Heftklammern; 1975.

33. Bucci LR. Ausgewählte Kräuter und menschliche Trainingsleistung. Am Socii für Clin Nutr. 2000; 72: 624S – 6.

34. Chopra RN, Chopra IC, Handa KL, Kapur LD. Chopras indigene Drogen von Indien. 2. Aufl. B Kalkutta Indien: K Dhur von Academic Publishers; 1958

35. Biswas TK, Pandit S, Mondal S, Biswas SK, Jana U, Ghosh T, Tripathi PC, Debnath PK, Auddy RG, Auddy B. Klinische Bewertung der spermatogenen Aktivität von verarbeitetem Shilajit bei Oligospermie. Andrologie. Februar 2010; 42 (1): 48-56. doi: 10.1111 / j.1439-0272.2009.00956.x. PMID: 20078516. Anzeigen unter

36. Pandit S, Biswas S, Jana U, De RK, Mukhopadhyay SC, Biswas TK. Klinische Bewertung von gereinigtem Shilajit auf Testosteronspiegel bei gesunden Freiwilligen. Andrologie. Juni 2016, 48 (5): 570-5. doi: 10.1111 / and.12482. Epub 2015 Sep 22. PMID: 26395129.

37. Jeong-SookPark, Gee-YoungKim, KunHan, „Die spermatogenen und ovogenen Wirkungen von chronisch verabreichtem Shilajit an Ratten", Journal of Ethnopharmacology, Band 107, Ausgabe 3, 11. Oktober 2006, Seiten 349-353 view at

38. Keller, J. L., Housh, T. J., Hill, EC et al. Die Auswirkungen einer Shilajit-Supplementierung auf eine durch Ermüdung verursachte Abnahme der Muskelkraft und der Serum-Hydroxyprolin-Spiegel. J Int Soc Sports Nutr 16, 3 (2019).

39. Velmurugan, Chinnasamy & Vivek, B. & Shekar, S. B. & Sudha, S. P. & Sundaram, T.. (2010). Shilajit bei der Behandlung von Eisenmangelanämie. J Pharm Biomed Sci. 1. 1-2.

40. Goel RK, Banerjee RS, Acharya SB. Antiulzerogene und entzündungshemmende Studien mit Shilajit. J Ethnopharmacol. April 1990, 29 (1): 95-103. doi: 10.1016 / 0378-8741 (90) 90102-y. PMID: 2345464.

41. Neelima S., Naresh BabuT., Pradeep Kumar M., "Effect of Shilajit on Experimental Models of Inflammatory Bowel Disease in Rats", International Journal of Current Pharmaceutical Research, ISSN-0975-7066 Vol 9, Ausgabe 4, 2017, Bei Google ansehen

42. Cagno V, Donalisio M, Civra A, ua In-vitro-Bewertung der antiviralen Eigenschaften von Shilajit und Untersuchung seiner Wirkmechanismen J Ethnopharmacol. 2015; 166: 129-134.

43. Bansal, Priya und Sugato Banerjee. "Wirkung von Withinia Somnifera und Shilajit auf die Alkoholsucht bei Mäusen." Pharmakognosie-Magazin Bd. 12, Ergänzung 2 (2016): S121-8.

44. Durg, S., Veerapur, V.P., Thippeswamy, B.S. & Ahamed, S.M. (2015). Antiepileptische und antipsychotische Wirkung von standardisiertem Śilājatu (Shilajit) bei Versuchstieren. Antike Wissenschaft vom Leben, 35 (2), 110–117.

45. Acharya SB, Frotan MH, Goel RK, Tripathi SK, Das PK. Pharmakologische Wirkungen von Shilajit. Indian J Exp Biol. 1988; 26: 775–777.

46. Surapaneni DK, Adapa SR, Preeti K, Teja GR, Veeraragavan M, Krishnamurthy S. "Shilajit schwächt die Verhaltenssymptome des chronischen Müdigkeitssyndroms ab, indem es die Hypothalamus-Hypophysen-Nebennieren-Achse und die mitochondriale Bioenergetik bei Ratten moduliert." Ethnopharmakol. 2012; 143 (1): 91-9. doi: 10.1016

47. Bhattacharya SK. „Shilajit schwächt den durch Streptozotocin induzierten Diabetes mellitus und die Abnahme der Superoxiddismutase-Aktivität der Pankreasinseln bei Ratten ab". Phytotherapie Res. 1995; 9 (1): 41-44. Besuch

48. Jaiswal AK, Bhattacharya SK. Auswirkungen von Shilajit auf Gedächtnis, Angst und Gehirnmonoamine bei Ratten. Indisches Journal für Pharmakologie 1992; 24: 12-17 ..

49. Oel RK, Banerjee RS, Acharya SB. Antiulzerogene und entzündungshemmende Studien mit Shilajit. Zeitschrift für Ethnopharmakologie, 1990; 29: 95-103

50. Birben, E., Sahiner, U. M., Sackesen, C., Erzurum, S. & Kalayci, O. (2012). Oxidativer Stress und antioxidative Abwehr. The World Allergy Organization Journal, 5 (1), 9–19.

51. Shaliniet. Al. Antimykotische Aktivitätsscreening und HPLC-Analyse von Rohextrakt aus Tectona grandis, Shilajit, Valeriana wallachi. Zeitschrift für Umwelt-, Agrar- und Lebensmittelchemie 2009; 8 (4): 218-229.

52. Ghosal S. Chemie von Shilajit, einem immunmodulatorischen ayurvedischen Rasayan. Pure Appl. Chem. (IUPAC) 1990; 62: 1285-1288

53. Bhaumik S, Chattapadhay S, Ghosal S. Auswirkungen von Shilajit auf peritoneale Makrophagen der Maus. Phytother-Res. 1993; 7: 425–427

54. 8. Jeong-Sook Park, Gee-Young Kim, Kun Han, Die spermatogene und ovogene Wirkung von chronisch verabreichtem Shilajit an Ratten

55. Jaiswal AK, Bhattacharya SK. Auswirkungen von Shilajit auf Gedächtnis, Angst und Gehirnmonoamine bei Ratten. Indisches Journal für Pharmakologie 1992; 24: 12-17 Besuch bei:

56. S. Ghosal, J. Lal, SK Singh, G. Dasgupta, J. Bhaduri, M. Mukopadhyay, SK Bhattacharya. Mastzellschützende Wirkung von Shilajit und seinen Bestandteilen. Phytotherapie Res. 1989; 3 (6): 249-252

57. Bhattacharya SK, Sen AP, Ghosal S. Auswirkungen von Shilajit auf biogene freie Radikale. Phytother-Res. 1995; 9: 56–59.

58. Gaikwad NS, Panat AV, Deshpande MS, Ramya K, Khalid PU, Augustine P. Wirkung von Shilajit auf das Herz von Daphnia: Eine vorläufige Studie. J Ayurveda Integr. Med. Januar 2012; 3 (1): 3-5.

59. Sharma P, Jha J, Shrinivas V, Dwivedi LK, Suresh P, Sinha M. Shilajit: Bewertung seiner Auswirkungen auf die Blutchemie normaler Menschen. Anc Sci Life. 2003 Okt. 23 (2): 114-9. PMID: 22557121; PMCID: PMC3330960.

60. Patel DV, Chandola H, Baghel MS, et al.. Klinische

Wirksamkeit von Shankhapushpi und einer herbo-mineralischen Verbindung bei Typ-II-Diabetes, Ayu. 2012, 33 (2): 230–237.

61. WebMD.Fulvinsäure: Verwendungen, Nebenwirkungen, Wechselwirkungen, Dosierung hhh[Internet]. Atlanta

62. Ayurveda-Medizin: In der Tiefe, "Nationales Zentrum für komplementäre und integrative Gesundheit",

63. Windmann, Mumijo das schwarze Gold des Himalaya, Windpferd 3. Auflage 2018

64. Jens Brehl, Was soll ich noch glauben? Lerato Verlag, 1. Auflage 2007

Made in the USA
Las Vegas, NV
04 February 2023

66634189R00046